Was Männer
heiß macht

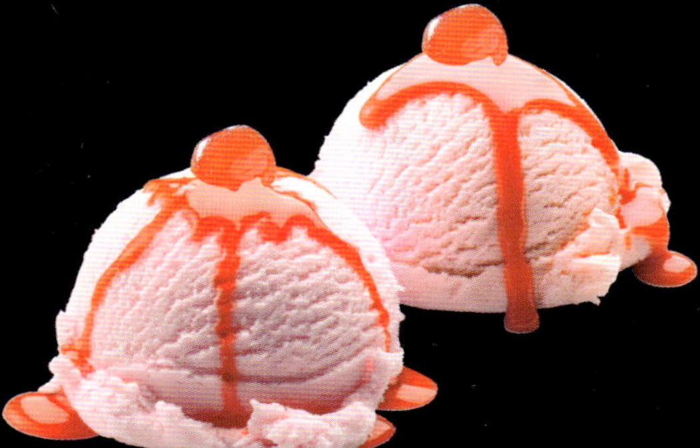

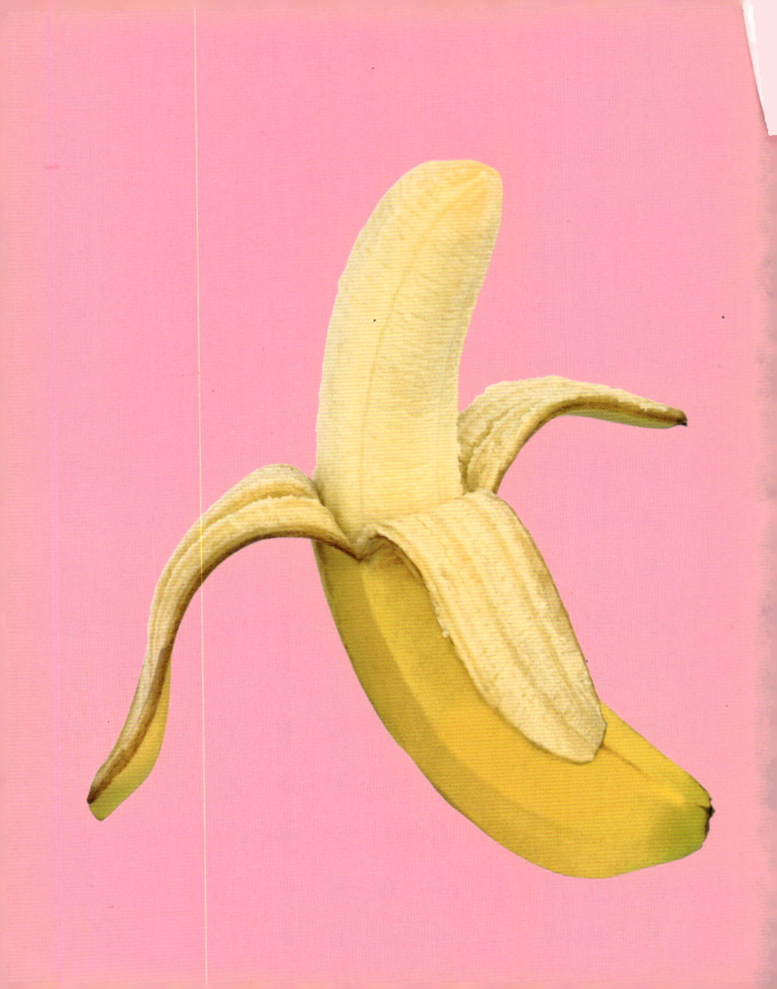

Was Männer *heiß macht*

Seine geheimen Fantasien verstehen

Dorling Kindersley

DORLING KINDERSLEY
London, New York, Melbourne,
München und Delhi

Projektbetreuung Laura Palosuo
Redaktion Becky Alexander
Bildredaktion Marianne Markham,
Wendy Bartlet
Gestaltung und Satz Nigel Wright
Cheflektorat Penny Smith
Herstellung Clare McLean, Seyhan Esen
Programmleitung Peggy Vance

Für die deutsche Ausgabe:
Programmleitung Monika Schlitzer
Projektbetreuung Andrea Göppner
Herstellungsleitung Dorothee Whittaker
Herstellung Mareike Hutsky

Bibliografische Information der Deutschen Bibliothek
Die Deutsche Bibliothek verzeichnet diese Publikation
in der Deutschen Nationalbibliografie;
detaillierte bibliografische Daten sind im Internet
über http://dnb.ddb.de abrufbar.

Titel der englischen Originalausgabe:
Sex Tips for Girls by Guys

Übersetzung Christian Kennerknecht
Redaktion Janette Schroeder

ISBN 978-3-8310-2212-0

Printed and bound in China by South China
Printing Co.Ltd
Besuchen Sie uns im Internet
www.dorlingkindersley.de

Hinweis
Die Informationen und Ratschläge in diesem
Buch sind von den Autoren und vom Verlag
sorgfältig erwogen und geprüft, dennoch kann
eine Garantie nicht übernommen werden.
Eine Haftung der Autoren bzw. des Verlags und
seiner Beauftragten für Personen-, Sach- und
Vermögensschäden ist ausgeschlossen.

Inhalt

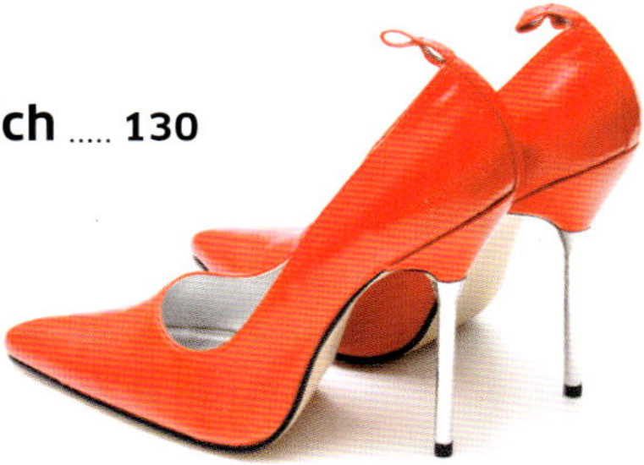

Ein

Okay, mal unter uns gesagt: Im Prinzip sind wir **Jungs** im **Bett** leicht **zufriedenzustellen.** Meist genügt uns schon, wenn ihr einigermaßen **bei der Sache** seid. Wie wird es erst, wenn ihr uns mit den Tipps aus diesem Buch nach Strich und Faden **verwöhnt?** Der reine **Wahnsinn.**

leitung

Ob ihr dieses Buch nur **gele-gentlich** mal zur Hand nehmt oder ob ihr es systematisch »durcharbeitet« **(was wir emp-fehlen),** ihr werdet auf alle Fälle einen **glücklichen und zufriede-nen** Typen an eurer Seite haben. **Wie wär's gleich mit einem Schäferstündchen?**

Be

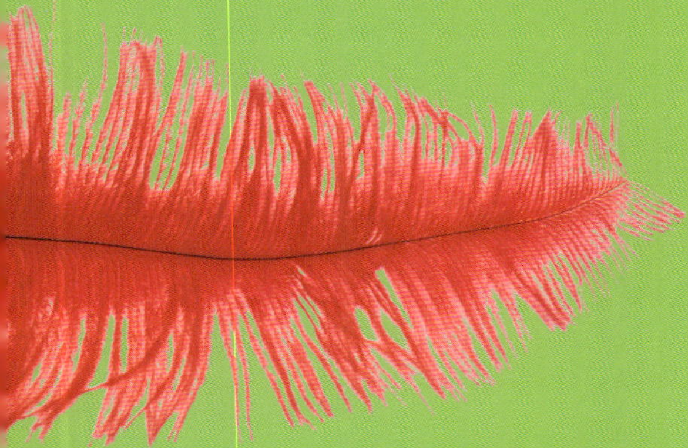

rühr mich

Zart &

Auch wir Jungs stehen auf ein knisterndes Vorspiel, bevor es so richtig zur Sache geht.

»Nur mit einer **Federboa bekleidet** kam sie ins Bett. Dami

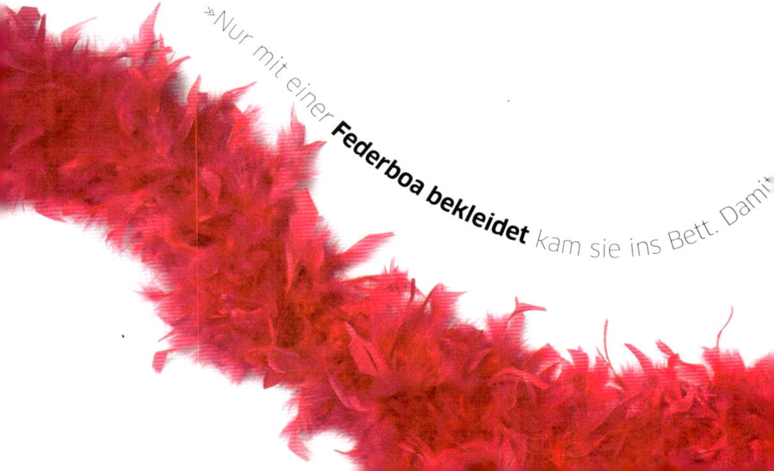

sinnlich

streichelte sie mich am ganzen Körper. Ein unvergessliches Erlebnis.«

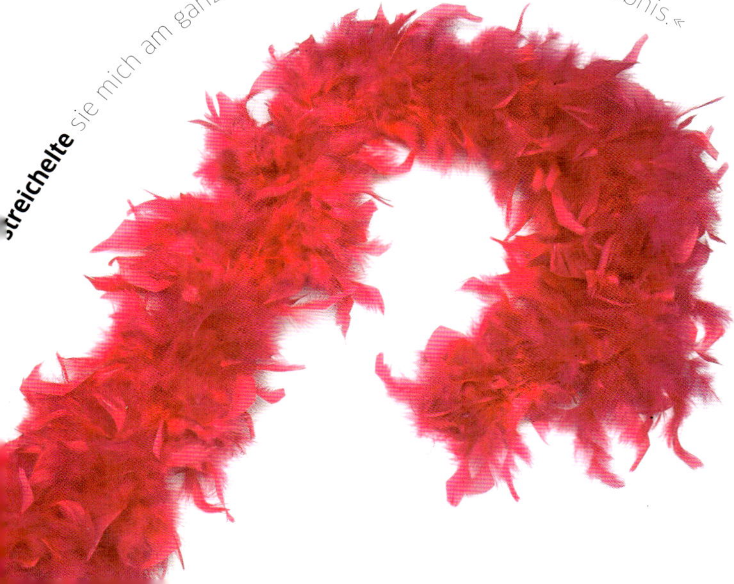

Verwöhn-

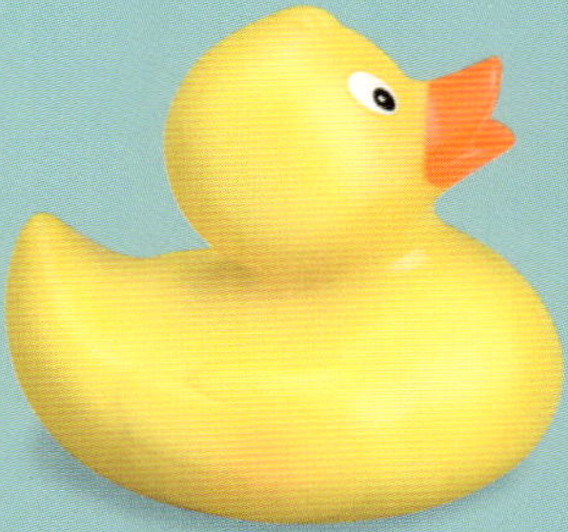

Männer **verwöhnen** ihren **Körper** nur selten, also ist es ein

Nehmt ein **gemeinsames Bad.** Setz dich hinter ihn und **massiere seinen Rücken** und seine **Brust** mit ganz viel **Schaum.**

Spiele

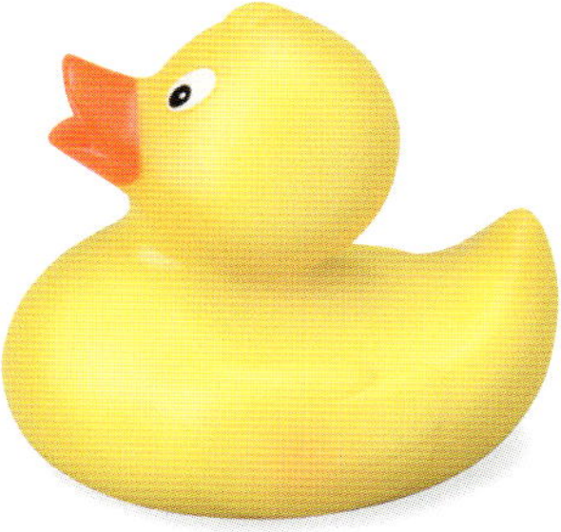

besonderes Vergnügen für sie, wenn **ihr das übernehmt.**

✱ Massiere ihn mit reichlich Öl am **ganzen Körper,** zuerst **kräftig,** dann mit **sanftem, verführerischem** Streicheln.

Mmmmm-

Klar, die erogenen Zonen kennen wir. Aber auch die weniger spektakulären Körperstellen verdienen Beachtung – jene, die uns bei Berührung ein genüsssliches »Mmm« entlocken.

✱ »Sie **küsst** meine Kinnpartie und fährt dann langsam seitlich **am Hals entlang** abwärts. Ein **irres Gefühl.**«

Zonen

✱ »Mit der **Fingerspitze** gleitet sie über meine Lippen und **steckt** mir dann den Finger **sanft in den Mund.**«

✱ »Sie kreist mit den Fingernägeln **auf meinem Bauch,** geht tiefer und berührt dabei **fast meinen Penis,** aber nur fast.«

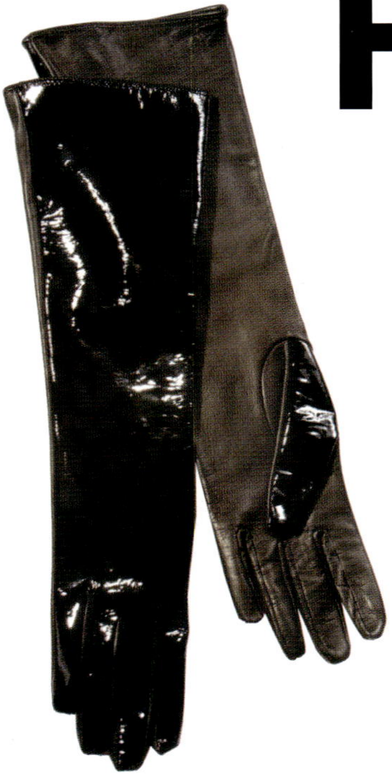

Hand

Wir lassen uns nur zu gern in die Hand nehmen. Beiläufige Berührungen machen uns an, aber wir lieben auch den richtigen Handjob. Streichelt, liebkost, drückt uns mit zarter Hand – oder tragt zur Abwechslung auch mal sexy Handschuhe dabei.

greiflich

✱ Zur Begrüßung **umschlingst du** seine **Taille von hinten.** Taste die **Umrisse seines Pakets** ab, während du deine **Brüste** gegen seinen Rücken drückst. Dann gleitest du mit der **Hand** in seine **Hose** und drückst ihn **einige Male zärtlich.**

✱ **Stell** dich zu ihm unter die **Dusche,** nimm etwas Duschgel auf deine **Handflächen** und **massiere seinen Penis** ganz langsam und genüsslich.

Zwei

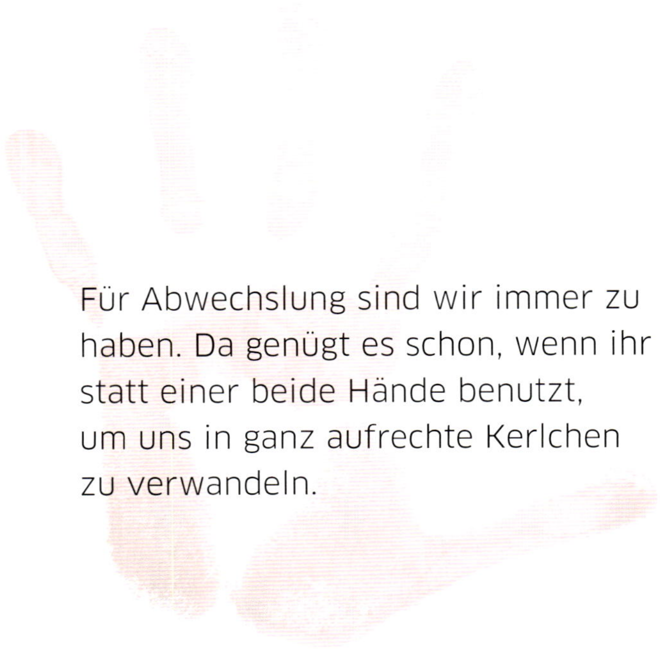

Für Abwechslung sind wir immer zu haben. Da genügt es schon, wenn ihr statt einer beide Hände benutzt, um uns in ganz aufrechte Kerlchen zu verwandeln.

händig

✱ »Sie **verteilt Massageöl** in ihren Händen und umschließt mein **erigiertes Glied** mit leichtem Druck. Das fühlt sich einfach **fantastisch** an.«

✱ »**Toll** ist es, wenn sie die **Finger verschränkt** und mit beiden Händen an meinem Penis **auf- und abgleitet.**«

✱ »Sie setzt sich **zwischen meine Beine** und **melkt meinen Penis** abwechselnd mit beiden Händen. **Irre!**«

Der F-

Eine besondere Stelle am Penis lässt uns wirklich strammstehen – der F-Punkt. Gemeint ist das Frenulum, auch »Bändchen« genannt, das die Penisvorhaut mit der Unterseite der Eichel verbindet.

✱ **Lecke** und **kitzle** den F-Punkt mit deiner **Zungenspitze.**

✱ Übe, während du ihn mit der **Hand befriedigst,** mit dem **Daumen** zusätzlichen **Druck** auf den **F-Punkt** aus.

Punkt

✱ Lecke über deinen **Zeigefinger** und ziehe **kleine, feuchte Kreise** damit auf dem **F-Punkt.**

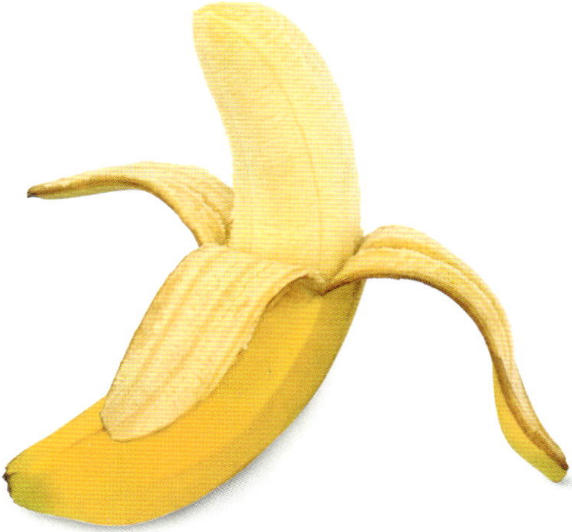

Bis zum

Übrigens schätzen wir eine zärtliche Behandlung nicht nur beim Vorspiel: ab und zu ist es einfach geil, wenn es beim Handspiel bleibt. Sich zurückzulegen, in freudiger Erwartung bis zum Sch(l)uss, ist manchmal das Höchste.

»**Atemberaubend,** wenn sie mich im **wahrsten Sinn des Wortes** in der Hand hat und die **Kontrolle übernimmt.**«

Sch(l)uss

* »Auf der **Zielgeraden** hab ich's gern **gleichmäßig schnell,** kräftig an der **Penisspitze** auf und ab.«

* »Klingt nach abgedroschener **Männerfantasie,** aber ich liebe es, auf ihre **Brüste zu kommen.**«

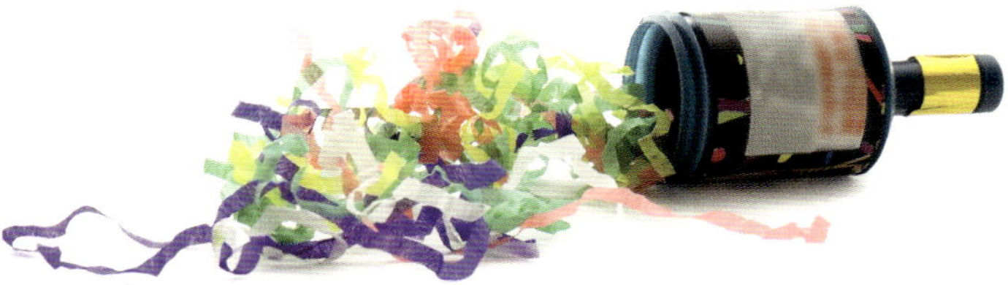

Eier-

Unsere Eier befinden sich zwar dicht über der Tanzfläche, werden aber nicht immer zur Party eingeladen. Was schade ist, sind sie doch hoch sensibel, und wir lieben es, wenn ihr mit ihnen spielt.

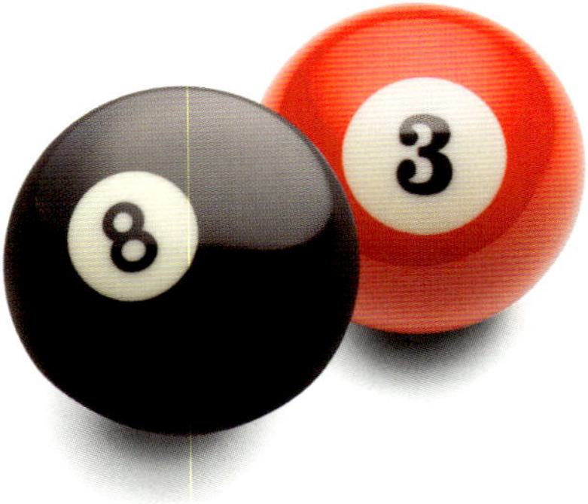

Tanz

- Versuch doch mal, ihn damit zu **überraschen:** sanftes **Lecken, Saugen** und **Küssen;** zartes **Kraulen** mit den Nägeln; oder **zärtliches Umfassen mit der Hand.**

- Wir sind auch große Fans von **»eierfreundlichen«** Stellungen. Du kannst z.B., wenn du **auf ihm** sitzt, vor- und **zurückgleiten.** Und wenn du dich **von hinten** nehmen lässt, spürst du mit jedem **Stoß** das sanfte **Klatschen** unserer **Kronjuwelen.**

Niemands

F **Ein Teil des männlichen Körpers wird nur selten berührt. Welcher?**

A Der Bereich zwischen seinen Eiern und dem Anus, in der Fachsprache Damm genannt.

land

* Begebe dich auf **Entdeckungstour** zu dieser unbekannten erogenen Zone: **Stimuliere** seinen **Damm** mit den Fingern oder der **Zunge.**

* Zum **Damm** kannst du auch **während eines Blowjobs** abschweifen, um ihm eine Ruhepause zu gönnen. Verwöhne ihn mit **zärtlichen Küssen** an der Stelle, ehe du weiterbläst.

Wir lieben Entdeckungsreisen zum Südpol. Gleite mit den Fingern am Penis entlang, über die Eier hinweg, und stimuliere den Anus.

rum

✱ **Streichle** oder umkreise **seinen Anus** mit etwas Gel am Finger. Du kannst frei experimentieren, den **Druck erhöhen** oder gar kurz **eintauchen.**

✱ Achte immer auf **seine Körpersprache** und richte dich danach: **Zusammengekniffene Pobacken** bedeuten **»nein Danke«,** während ein Entgegenkommen mit dem Becken sagt: **»Mach weiter«.**

unten

Innen-arbeiten

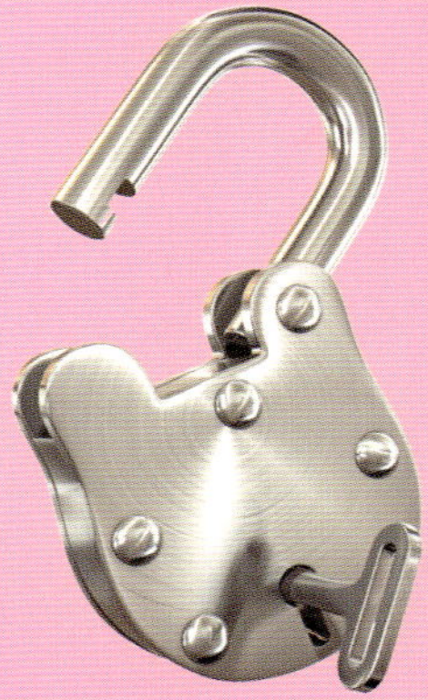

Klar, den G-Punkt kennt ihr, aber wir haben so was auch. Er nennt sich P-Punkt, und wenn du ihn triffst, eröffnen sich ihm bis dato ungeahnte Gefühle.

Gleite mit dem Finger sanft in **seinen Anus** und **ertaste** den oberen Bereich **(zum Bauch hin)**. Lass dich von seinen **Lustseufzern** an die richtige Stelle führen. Während du im Untergeschoss tätig bist, kann er oben **selbst Hand anlegen.** Oder du **bläst** ihm einen. Wie auch immer, er wird dabei regelrecht **explodieren.**

Sexy

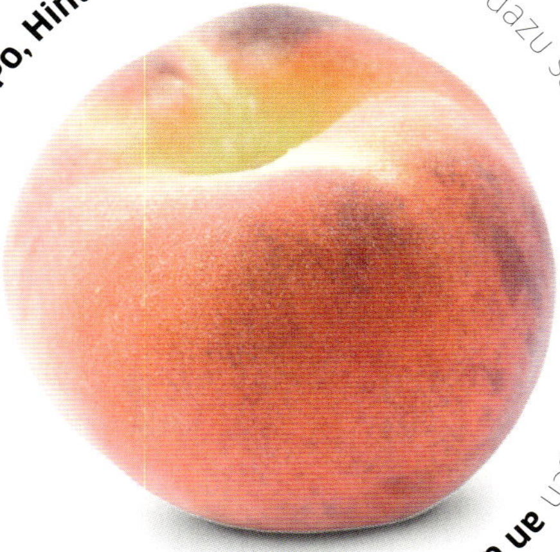

Po, Hintern, Kiste ... egal wie ihr dazu sagt, wir lieben Berührungen **an der Stelle.**

Rundungen

✱ Massiere seinen **nackten Po** durch kräftiges **Drücken, Kneten** und **Klapsen,** um dann, als **Kontrastprogramm,** aufreizend mit den **Fingerspitzen** drüber **weg zu gleiten.**

✱ **Creme** deinen **Bauch** und deine **Brüste** mit **Massageöl** ein und gleite dann über seinen Rücken und den Po hinweg. Vorsicht: Er könnte sich umdrehen und **über dich herfallen …**

Meisterklasse

Note 1

Spielend einfach könnt ihr umgehend herausfinden, wie es ein Mann gerne hätte: Lasst es euch von ihm zeigen. Er hat garantiert nichts dagegen.

- »Es war **so heiß.** Sie legte ihre **Hand auf meine,** während ich mit meinen **Eiern und dem Schwanz spielte.**«

- »Sie legte sich **zwischen meine Beine,** um mir beim **Wichsen zuzusehen.** Ich fand's irre! Sonst will nur ich immer **zugucken!**«

Nippel-

Unsere Brustwarzen sind vielleicht nicht so erregbar wie eure, aber auch nicht gänzlich gefühllos. Es fühlt sich umso besser an, wenn ihr euch auskennt. Deshalb hier ein paar Tipps!

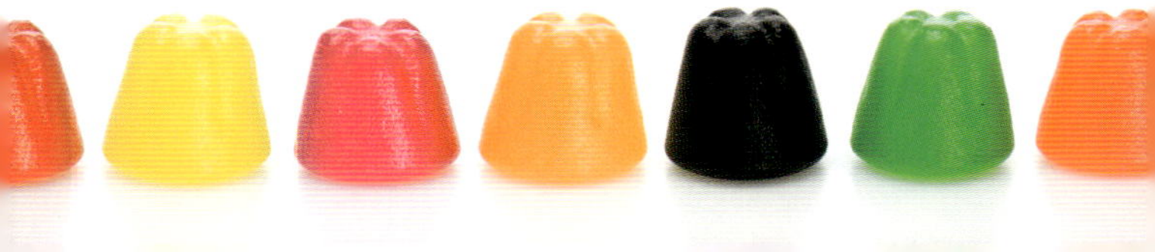

Spiele

✱ **Abwechslung** macht Freude. **Lecke** zuerst an ihnen, um dann zärtlich zu **knabbern.** Oder **streichle** sanft drüber weg und **zwicke** dann leicht zu.

✱ **Lecke** zuerst nass und dann **puste** sie sanft an. Das beschert uns den **maximalen Gänsehautfaktor.**

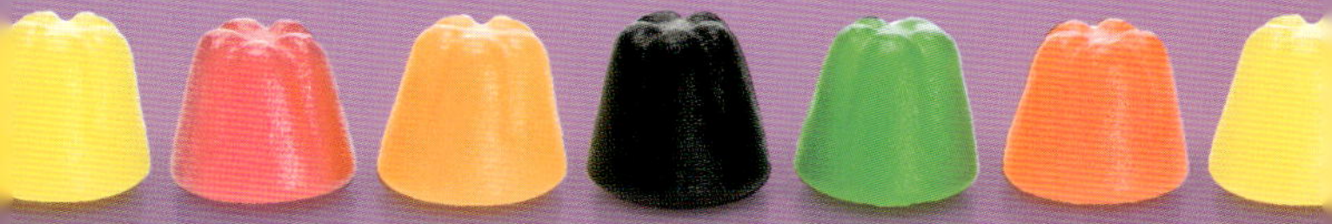

Kopf

Kopf und Erotik gehen doch zusammen. Wer hätte das gedacht. Eine Kopfmassage entspannt und macht Lust auf mehr.

✱ **Sein Kopf** liegt in deinem **Schoß.** Du gleitest **mit den Fingerspitzen** an seinem Haaransatz entlang und **umkreist** seine **Schläfen,** bis er **schnurrt.**

lastig

✱ Mach das Ganze auch mal in **sexy Dessous** oder ganz **nackt** für einen **zusätzlichen Kick.**

✱ **Beuge** dich abschließend nach **vorne** und gib ihm einen **leidenschaftlichen Kuss.**

✱ Verpasse ihm eine **Kopfmassage** und lasse dabei sein **Gesicht** in deinem **Schoß** ruhen.

Zehen-

Zehenspiele sind für manchen Mann das Höchste. Warum? Weil sie uns an Blowjobs erinnern. Also los, Mädels, leckt und saugt nach Herzenslust!

* Werft uns **sündige Blicke** zu, während ihr an unseren **Zehen saugt.** Leckt sie spielerisch und **gleitet** mit den Lippen **aufreizend langsam** auf und ab.

* Die **Badewanne** ist der ideale Ort zum **Zehensaugen.** Nimm ihm

Spiele

gegenüber Platz und **schnapp dir seinen Fuß.** (Du kannst seine Füße auch vorher waschen …)

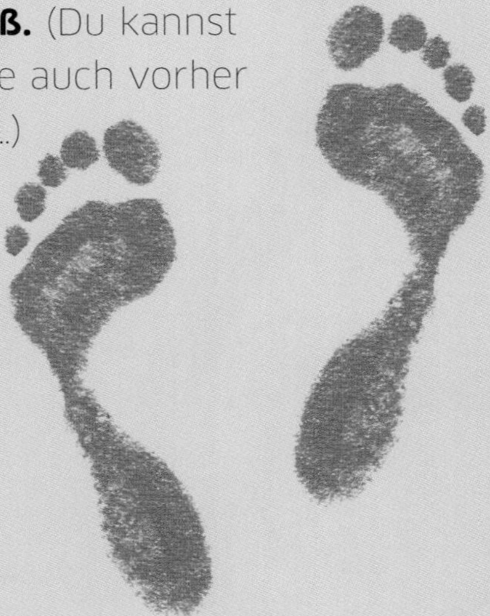

Frei

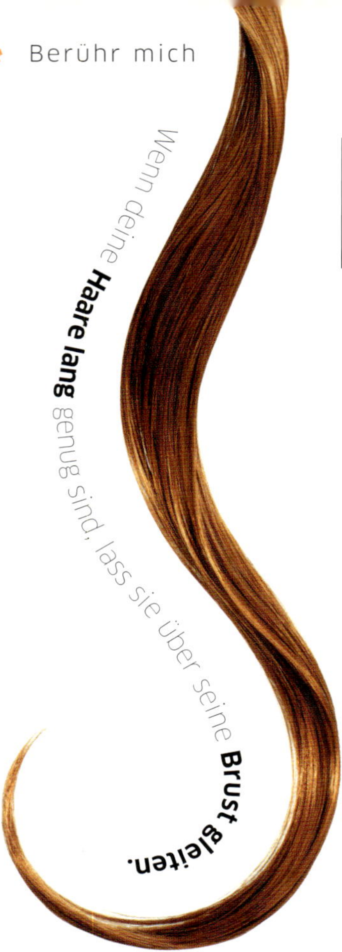

Wenn deine **Haare lang** genug sind, lass sie über seine **Brust gleiten.**

händig

Wer sagt, das man nur mit den Händen massieren kann? Es gibt viele Möglichkeiten, Körperkontakt aufzunehmen.

- Du befindest dich **auf allen Vieren** über ihm und **streichlst** ihn mit deinen **Brüsten.** Was er dabei spürt wird ihn in den **Wahnsinn treiben.**

- **Füßel** doch mal. Auch mit den Füßen kannst du so Manches anstellen – **verwöhne** seinen **Penis** sanft mit deinen **Zehen.**

Fix zur

Manchmal darf es heftig zur Sache gehen, und wir lieben es, wenn ihr bei solchen Spielchen den Ton angebt.

✱ **Schubs** ihn aufs Bett, setz dich auf ihn, halte seine **Arme über seinem Kopf** fest und **küss** ihn **gnadenlos.**

✱ **Dreh** ihn auf den **Bauch** und verpass ihm einen **kräftigen Klaps** auf den **Po.** Dann frag verwundert: **»Oh? Hat's wehgetan?«**

Sache

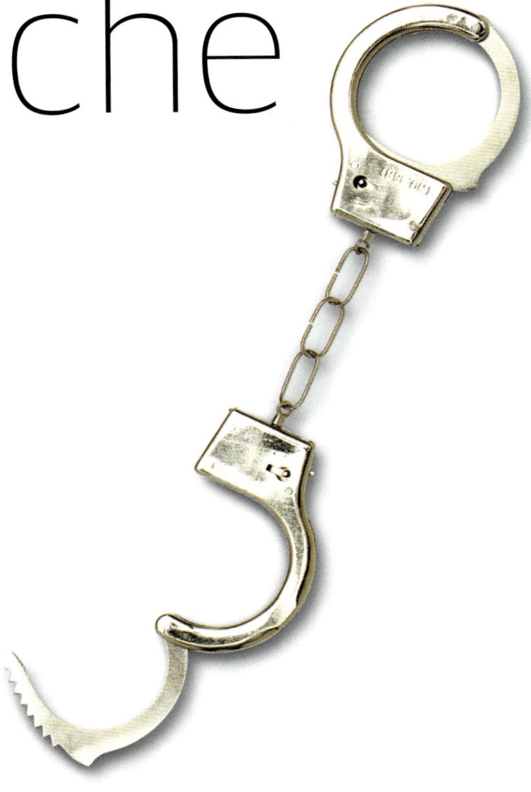

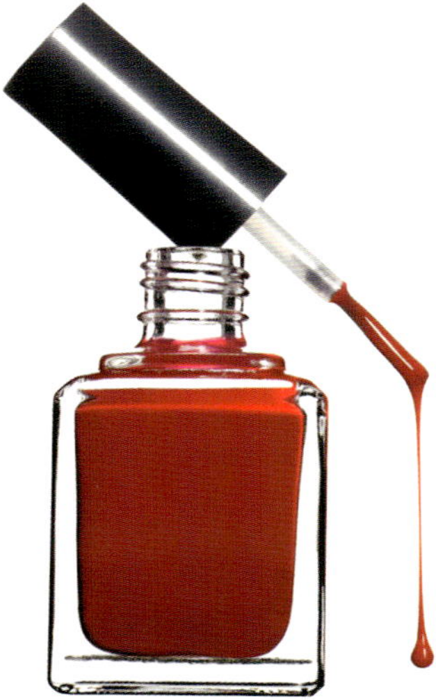

Kratz

Was haben Mädchen, was Jungs nicht haben? Lange Fingernägel natürlich.

✱ »Sie **setzt sich auf mich,** wenn ich auf dem Bauch liege, und **kratzt** mit den **Nägeln sanft** über meinen **Rücken.** Das geht mir **durch und durch.**«

✱ »Wir hatten **ziemlich heftigen Sex** – am nächsten Morgen hatte ich überall **Kratzer** auf der **Brust.** Eine heiße Erinnerung an die vergangene Nacht.«

bürstig

Verwöhn-

Möchtest du erleben, wie er die Augen vor Lust verdreht? Dann massiere ihn, wie hier beschrieben:

✻ Du **sitzt auf ihm** und streichst mit den Handflächen aufreizend langsam über seine **nackte Brust** und den **Bauch.** Du gehst tiefer und **massierst** auch seinen **Penis.**

Paket

✱ Wenn der **Mast** steht, gehst du an **Bord** und **streichst** weiterhin mit den Handflächen **über seine Brust.**

✱ Bewege dich **synchron** zur Bewegung deiner Hände **auf und ab.** Eine wirklich **umfassende Massage!**

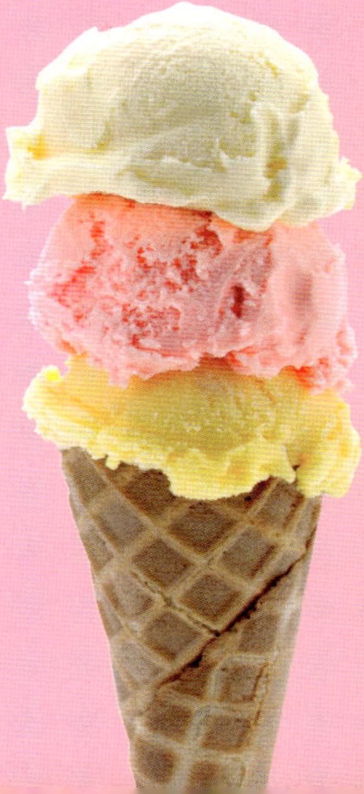

Re

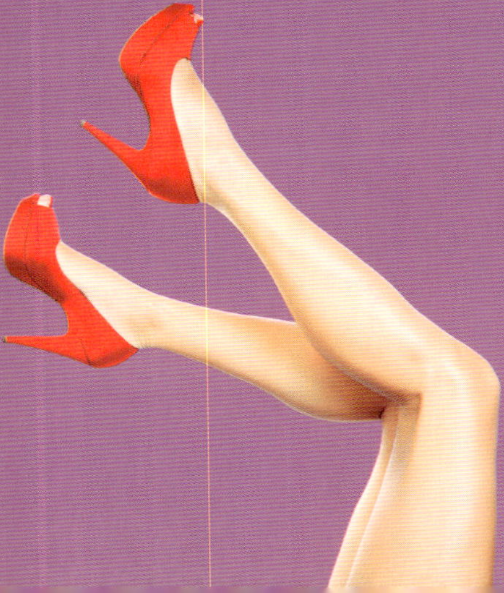

iz

mich

Zungen

Die Zunge gehört zum Besten, was ihr habt. Sie ist warm und feucht, und wir lieben alles, was ihr damit anstellt. Küssen, Blasen, Nackenlecken, Zehenlutschen … oh ja, wir sind echte Fans.

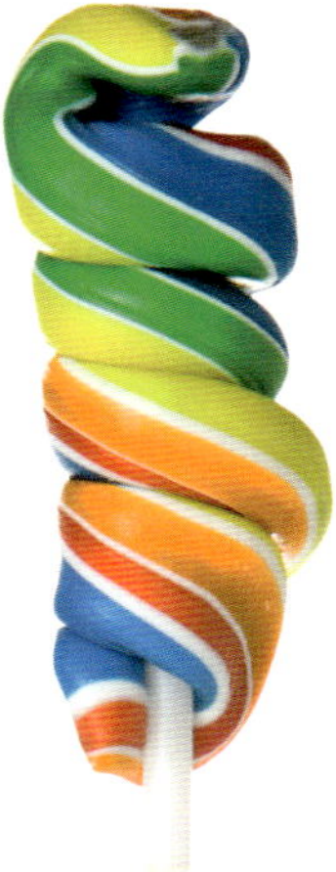

spiele

* »Wir **lagen** auf dem **Sofa**. Da nahm sie unvermittelt meine **Hand** und **saugte** an den **Fingern. Hammer!**«

* »Sie **knabberte** an meinem **Ohrläppchen,** und plötzlich glitt ihre **Zunge** in mein Ohr. Der **Sex** danach war **geil.**«

* »Sie will, dass ich mich **auf den Bauch** lege – dann **leckt, knabbert** und **beißt** sie mich von oben bis unten. **Besser als jede Massage.**«

Küsse

Küsse sind **goldwert** und nicht zu **unterschätzen:** Sie senden ein **deutliches Signal,** dass ihr **Lust** habt.

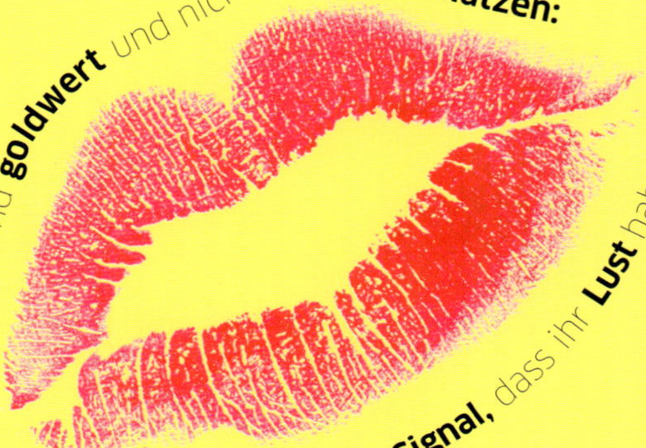

süßer als …

* Nimm sein **Gesicht** in beide Hände und nähere dich mit **schmachtenden Blicken** seinem Mund. Gib ihm einen leidenschaftlichen **Zungenkuss** – sobald er Atem holt, hauchst du ihm **»mehr«** ins Ohr.

* Um den **Prickelfaktor** zu erhöhen, drücke ihn gegen die **nächstbeste Wand** und fang an zu **knutschen.** Dränge dein **Becken dicht** an seins. Das bringt **Leben in seine Hose.**

Zungen-klaps

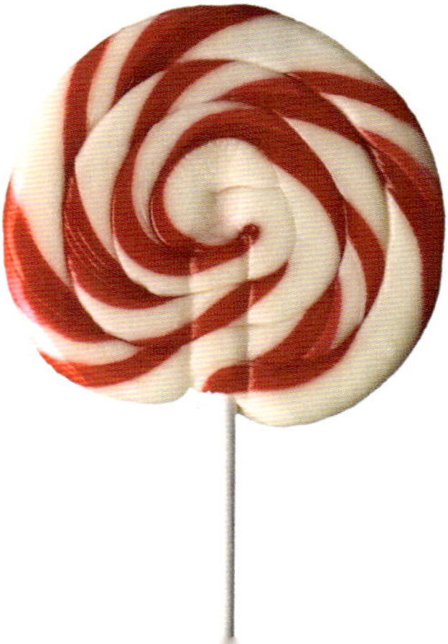

Höchst frivol, dieses Spielchen, aber darum stehen wir wohl auch so drauf. Was ihr dazu braucht, ist ein bisschen Übermut, eine feuchte Zunge und einen nackten Mann.

Du streckst die **Zunge weit** heraus und fixierst ihn mit **lasziven Blicken.** Dann nimmst du den **Penis** und lässt die **Spitze** wiederholt gegen deine **Zunge klatschen,** aber nicht zu schnell – zwischen den Klapsen soll sich die erregende Spannung immer weiter **steigern** – ein **verruchter Anblick,** von dem **feuchten Klatschen** ganz zu schweigen.

U-Punkt-

Unser U-Punkt (das Penis-»Auge«) mag zwar klein sein, kann uns aber jede Menge Lust bereiten, also kümmert euch ein bisschen darum.

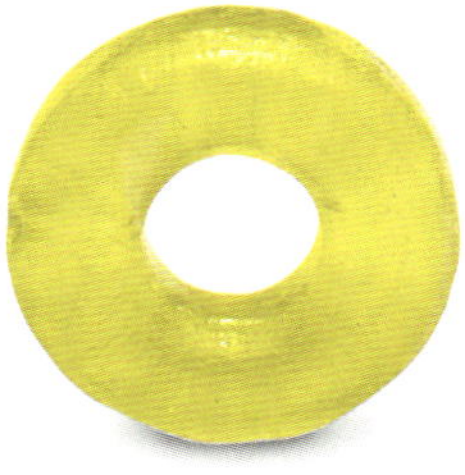

Spiele

✱ Wir **stehen** besonders **drauf,** wenn ihr euch den U-Punkt zu **Beginn** eines **Blowjobs** vornehmt; wir sind dann noch so **schön empfindsam.**

✱ Bring deine **Zungenspitze** direkt über der **Eichel** in Stellung. Verharre einige Sekunden und ziehe dann mit der Zungenspitze **kleine Kreise um den U-Punkt.** (Schau nach oben und **zwinkere** ihm dabei **versaut zu.**)

Kühle Em

Wenn die Leidenschaft den Siedepunkt erreicht, kann eine kleine Abkühlung Feuerwerke der Lust in uns zünden.

✱ Während einer **Rückenmassage** leckst du mit deiner warmen, feuchten Zunge an seinem **Rückgrat** entlang. Anschließend **pustest** du **kühle Luft** auf die feuchte Linie. Sehr empfänglich für **diese Behandlung** sind auch seine **Brustwarzen** und der **Hals.**

pfindungen

Dein **Blowjob** wird noch **attraktiver,** wenn du auf Abstand gehst und einen **langen, kühlen Luftstrom** auf sein Teil lenkst. Dieses Prickeln **raubt** ihm garantiert den **Atem.**

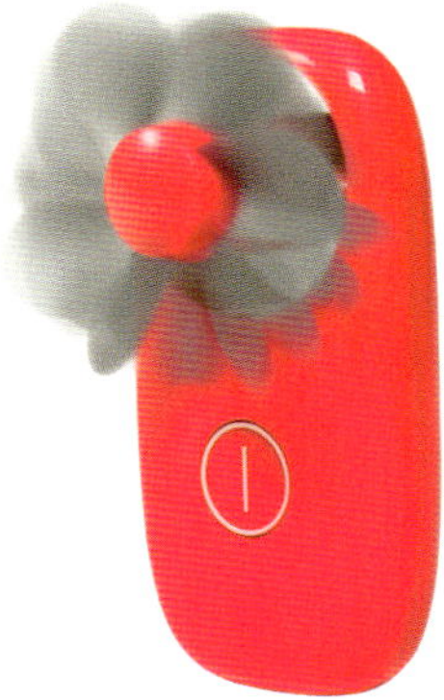

Die wichtigste Grundregel für Blowjobs:

Keine Zähne!

Abgesehen von **sanftem Knabbern** – nach vorheriger Rücksprache.

Zähne

Ein Trip **süd-wärts**

Der Weg ist das Ziel. Das gilt auch beim Sex. Wir lieben es, wenn eure Zunge südwärts wandert und ihr uns dabei immer stärker erregt und zappeln lasst.

✱ »Sie tut so, als würde sie mir **gleich** einen **blasen**, wandert dann aber wieder hoch und **küsst mich. Wahnsinn!**«

✱ »Sie bewegte sich **rittlings** über mir, ihr Kopf zeigt zu meinen Füßen. Ich durfte sie keinesfalls berühren.«

✱ »Sie küsste meine Zehen und ging dann an meinem **Bein innen entlang** nach oben. Ich konnte ihren **heißen Atem am Penis** spüren.«

Schnell

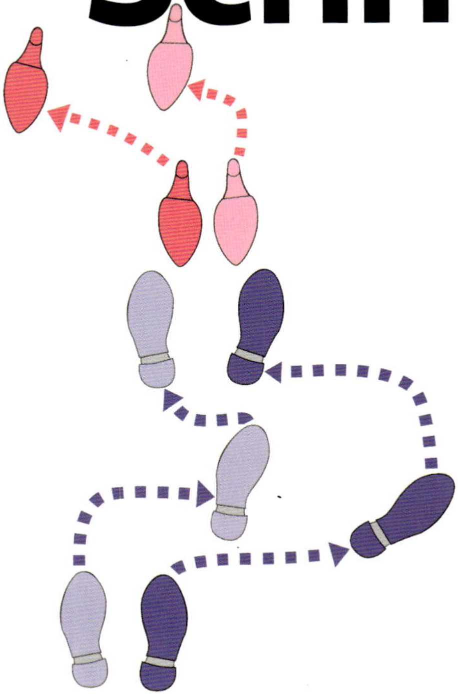

schnell, langsam

Hier geht's um überraschende Wendungen. Aber Tanzen kann damit nicht Schritt halten.

✱ **Gleite** mit dem Mund neun Mal relativ **flach am Penis** auf und ab, beim zehnten Mal aber gehst du so **tief wie möglich** nach unten – alles **schön feucht** –, bis er die Kontrolle verliert.

Schluck

Schlucken oder nicht schlucken?

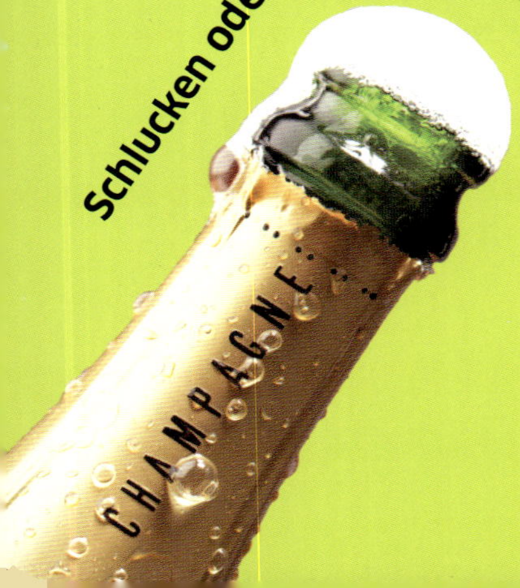

für Schluck

Manche Männer sind versessen darauf, dass sie auch schluckt, andere sind zufrieden, dass sie überhaupt nach unten geht. Frag ihn, was er mag, aber die meisten sind auch mit Folgendem glücklich:

- Mach, wenn er **gleich kommt,** mit der **Hand** weiter und bleibe mit herausgestreckter Zunge dran. Du musst seinen **Saft** nicht auf die **Zunge** nehmen: Allein der Anblick deines **offenen Munds** und der Zunge ist das **Höchste für ihn.**

Du willst ihm einen Blowjob der anderen Art bieten? Kein Problem: Lass ihn den Job machen. Etwas Mitarbeit wird ihm gefallen.

Unter

Er steht und **du kniest** dich vor ihn hin. Nimm seinen **Penis** in den **Mund.** Umfasse ihn **mit den Lippen** und halte den Kopf ruhig.

Kontrolle

Er bewegt sich **vor und zurück,** die Kontrolle behältst jedoch du. Du umfasst **seine Hüften** mit den Händen und bestimmst **Rhythmus** und **Tiefe.**

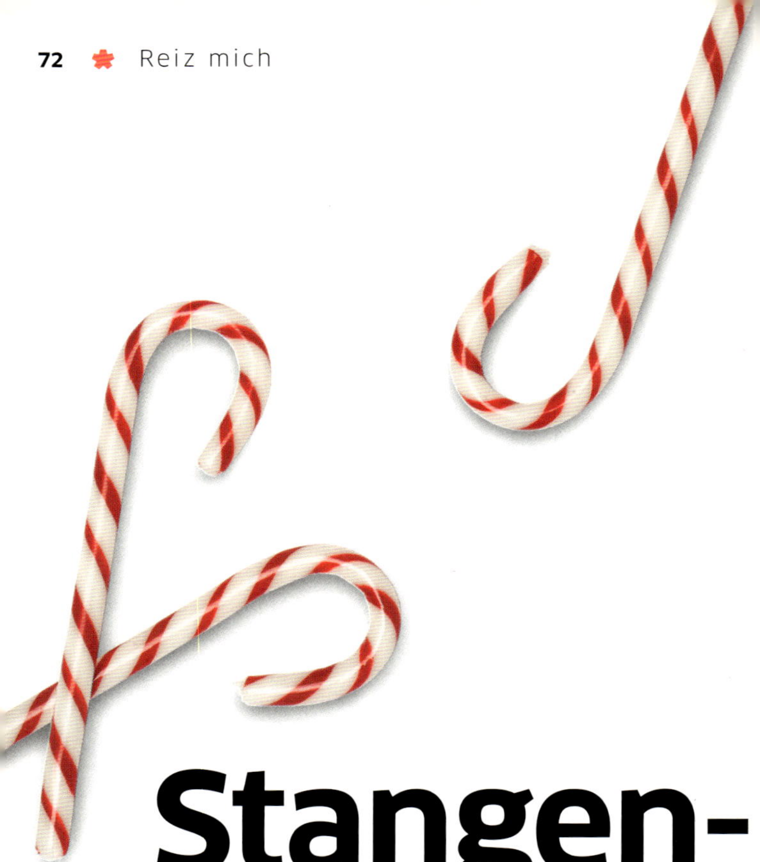

Stangen-

Falls euch mal nach einem Stellungswechsel beim Blasen zumute ist, wie wär's damit?

- »Ich nehme auf meinem **Bürostuhl** Platz, dann kniet sie sich **zwischen meine Beine** und öffnet die Hose.«

- »Ich befinde mich im Bett **auf allen Vieren,** und sie gleitet **unter mich.**«

Fieber

Am A...

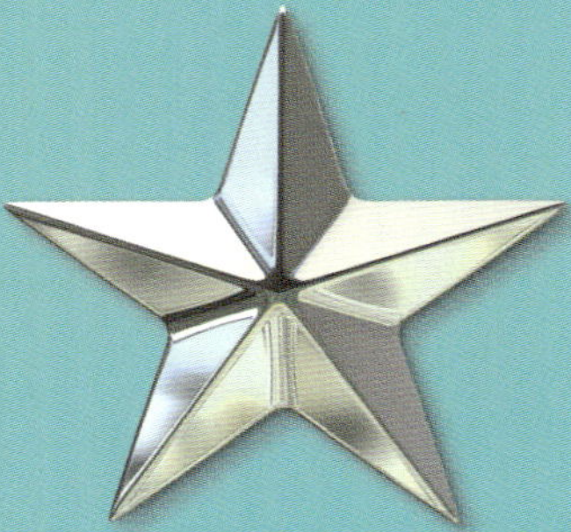

Sicher, nicht jedermanns Geschmack, aber für Vollmitglieder im Anilingusclub ist es das Höchste, an dieser ach so intimen Stelle geleckt zu werden.

der Welt

* **Verführ** deinen Kerl, wenn er gerade frisch aus der Dusche gekommen ist; mach mit deiner **Zunge einen Abstecher** von seinem **Penis zum Damm.** Wirble mit der Zunge über seine **Rosette.**

* Aufreizendes **Züngeln,** druckvolles **Lecken** und sanftes **Eindringen** mit der Zungenspitze – lass deiner Fantasie freien Lauf. Und wenn du dann auch noch **»oben« Hand anlegst ...**

Heiße

Für die 69er-Stellung sind wir immer zu haben – traumhaft, sich nach Herzenslust gegenseitig zu lecken. Positioniert euch ganz nonchalant so, dass wir einfach nicht widerstehen können.

✱ Ihr könnt auch **entspannt** die Seitenlage einnehmen, **entgegengesetzt** natürlich, den **Kopf** auf den **Schenkel des Partners** legen und **drauflоslecken.**

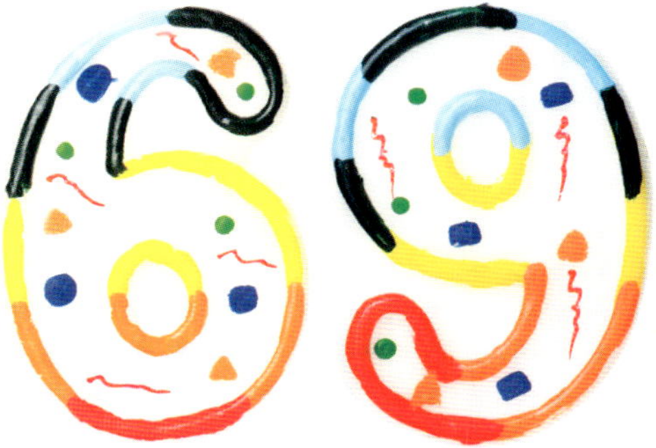

er

✱ Die **ganz Sportlichen** besteigen ihn **auf allen Vieren** und senken den Kopf, **um ihm einen zu blasen.** Oder er ist auf allen Vieren, und du **gleitest unter ihn** wie eine Automechanikerin. Deine Genitalien sollten sich **auf der Höhe seines Mundes** befinden.

Ver

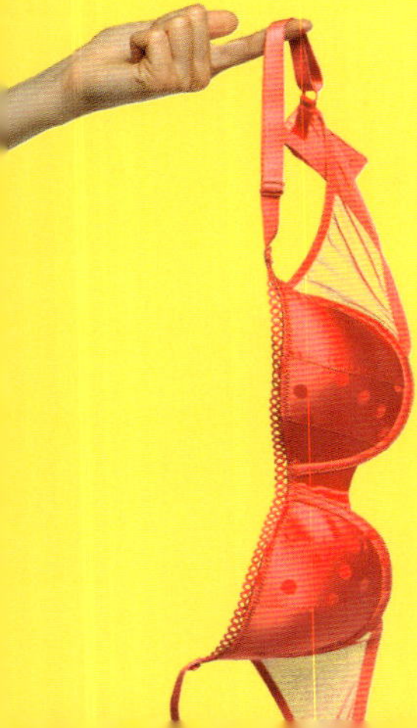

führ mich

Spiel

Ein Klischee, aber wahr: Man will, was man nicht haben kann. Jeder kleinste Hauch von Zurückhaltung macht uns umso schärfer.

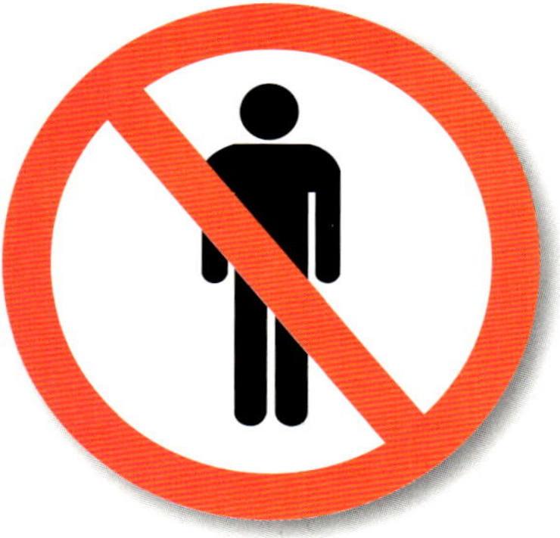

die **Spröde**

✱ »Meine Freundin trägt nichts als **Dessous,** aber sobald ich versuche, sie ins Bett zu locken, sagt sie: **›Vergiss es!‹** Das **macht mich so wild.**«

✱ »Ich hatte Lust auf sie, aber sie **lehnte lächelnd ab,** bis ich ihr genau sagte, was ich **mit ihr vorhatte.**«

Top-

Männer lieben sexuell selbstbewusste Frauen. Es zeigt uns, dass ihr in eurem Körper zu Hause seid und gerne Sex habt.

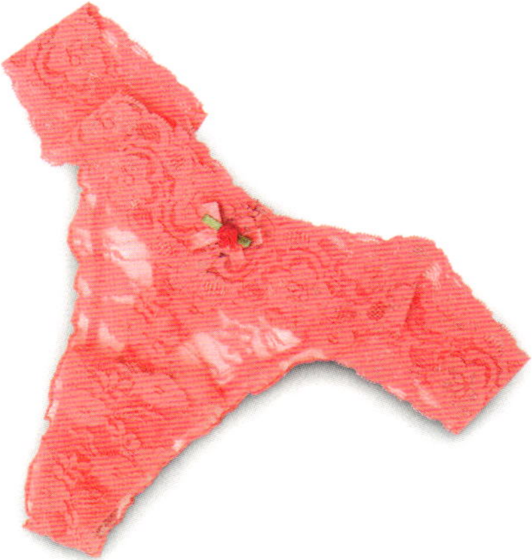

Anreger

- Wenn du **wirklich scharf** auf ihn bist, lass es ihn wissen. Das **hebt** sofort seine **Stimmung** und **manches andere.**

- Zieh dich **gaaanz langsam** aus und lass dir dabei **zusehen.** Genieße seine **Blicke.**

Ganztages-

Wer sagt, das Vorspiel sollte nur vor dem Sex stattfinden? Es geht auch anders: Halte ihn doch von morgens bis abends bei Laune.

Vorspiel

- Schick ihm **eindeutige E-Mails** oder eine SMS voller **anzüglicher** Formulierungen. »Ich kann es **kaum erwarten,** dich zu küssen. Zuerst **deinen Mund** – oder doch **gleich was anderes?**«

- **Ruf ihn an,** wenn er auf dem **Nachhauseweg** ist: Flüstere ihm ins Ohr, du könntest es **kaum mehr erwarten.**

Versautes Wecken

Weck ihn, indem du mit der Hand an sein Teil gehst. Stöhnt er genüsslich, dann setz dich auf ihn und führ es ein. Bewege dich aufreizend und steigere das Tempo sachte. Für ihn ist das der perfekte Start in den Tag, vor allem wenn du danach auch noch den Kaffee machst.

Männer erwachen oft mit einem **Ständer** und einem **hohen Testosteronpegel.**

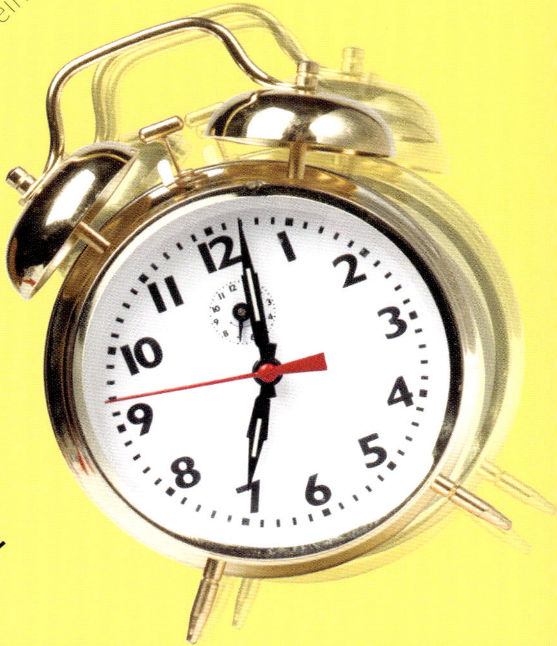

Klare **Ansage**

Wir haben es gern, wenn ihr genau sagt, was wir tun sollen …

- **Zeig ihm,** wie du gerne berührt werden möchtest, indem **du dich streichelst.** Mach ihm **Komplimente,** wenn er es **richtig** macht.

- »**Irre,** was du mit den **Händen** machst« kommt **immer gut** an.

- Wenn du **Hemmungen** hast, mach die Augen dabei zu und **stell dir vor,** du bedienst gerade seine **heißesten Fantasien.**

Grundregel für das Vorspiel:

Flirten

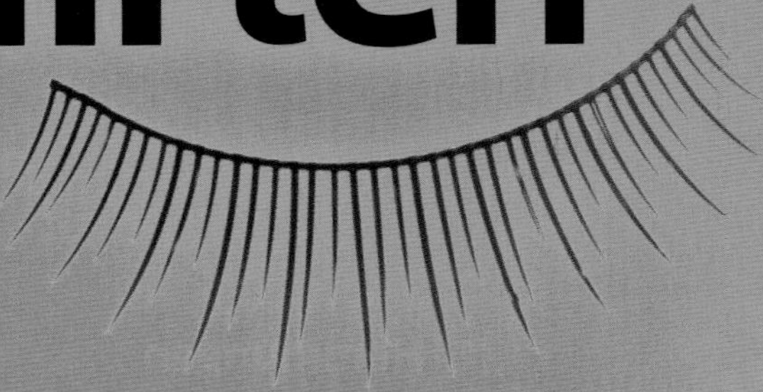

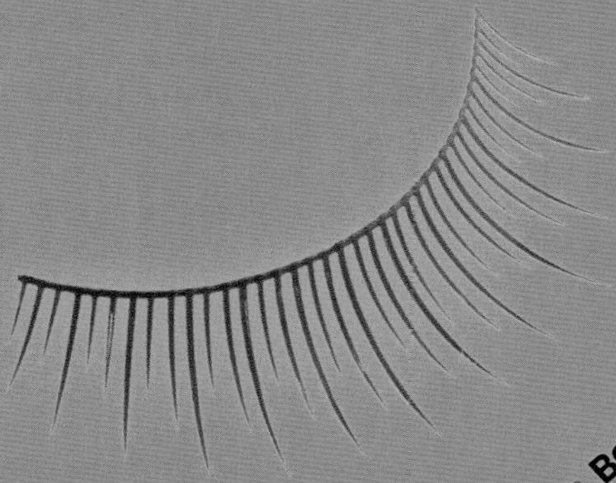

Ohne Unterbrechung. Im **Bett** und **außerhalb.**

✱ Wirf ihm **laszive Blicke** zu. Versende **anzügliche Nachrichten.** Ruf ihn bei der Arbeit an. Sag, er **sehe gut aus.** All dies wirkt bei uns Wunder.

Sexy

Folgender Trick eignet sich für alle Stellungen, und der Lustgewinn für beide ist beträchtlich. Also los.

✱ Lass mal so richtig die **Muskeln spielen,** und zwar die **Scheiden-muskeln.** Ihr spürt einander dadurch viel besser, und durch den gesteigerten Muskeltonus werden deine **Orgasmen** viel **intensiver.**

Workout

Oder **noch besser:** Du gibst ihm das Gefühl, regelrecht **gemolken** zu werden. Am besten, wenn er **kurz davor** ist, zu **kommen.**

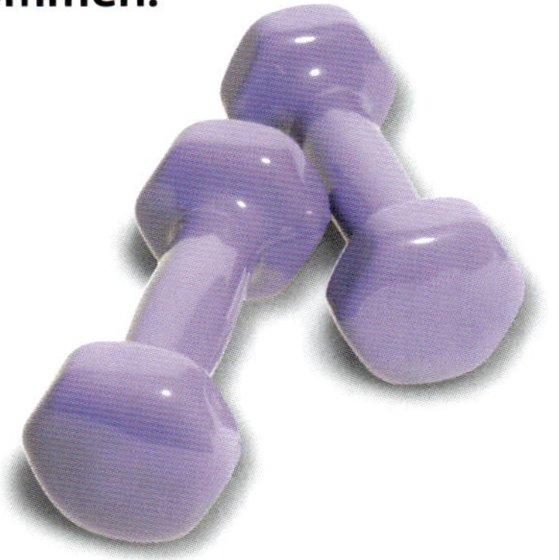

Quickies

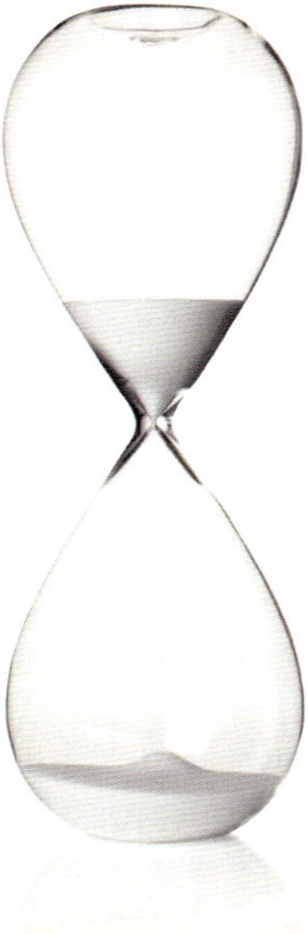

Ein Quickie ist für die meisten Männer unwiderstehlich. Er ist Sex pur und weckt archaische Instinkte in uns – Dinge, die seine Rakete garantiert zünden.

- Wie wär's mit einem **Quickie,** wenn die **Zeit knapp** ist? Du brauchst dich nicht mal **auszuziehen** – lass einfach das **Höschen** runter.
- Lass dich zur Abwechslung einfach mal im **Stehen von hinten** nehmen.
- Für den **Extrakick** sind **ungewöhnlichen Ort** perfekt: eine **Umkleidekabine**, die **Fluchttreppe**, der Lift ...

Slowies

Manchmal haben wir es auch gerne mit viel Anlauf. Also lasst es knistern und steigert die Lust bis zum Äußersten.

- Heizt euch im **Bad** richtig auf und macht dann im **Schlafzimmer** bei **Kerzenschein** mindestens eine Stunde lang mit dem **Vorspiel** weiter.
- Er liegt **auf dem Bauch,** du bedeckst ihn mit **Küssen**. Erst wenn er **zittert** vor **Erregung,** darf er sich umdrehen.

Verbringt einen **Nachmittag** im Bett, ausgestattet mit **Leckereien, Champagner, Massageöl** und **Sextoys.** Bleibt mindestens **vier Stunden** im Bett!

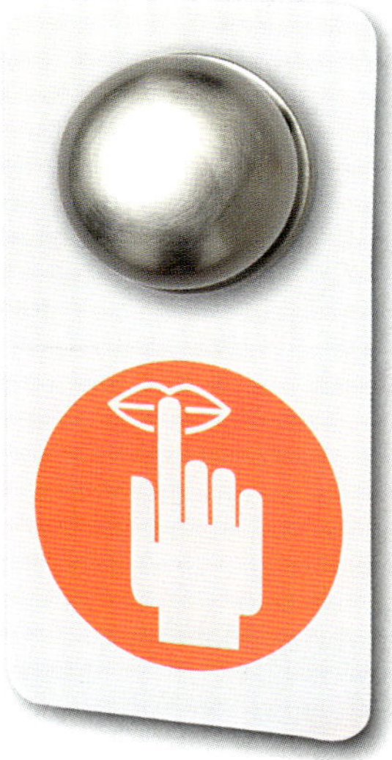

Frau oben

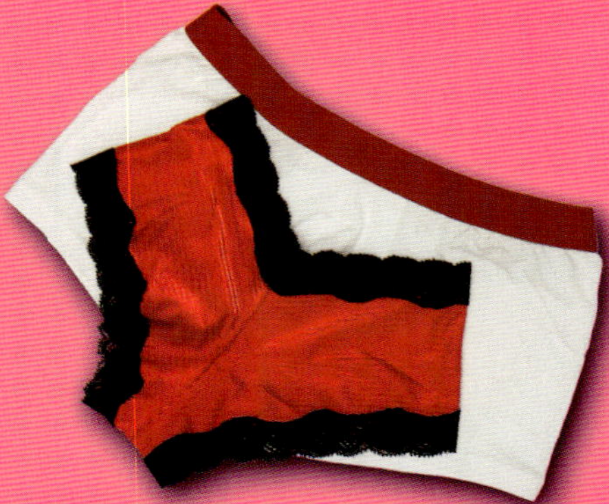

Für viele Männer die mit Abstand aufregendste Position: Frau oben. Dabei lehnt er sich entspannt zurück, du positionierst dich auf ihm und schon kann's losgehen.

- »Sie auf mir. Ein **Wahnsinnsanblick:** ihre Brüste und die **Lust auf ihrem Gesicht.**«

- »Sie **kommt extrem leicht,** wenn sie oben ist. Das macht mich total an.«

- »Sie **bewegt sich auf mir** und das bringt mich zum **Explodieren.**«

Mann

Auch wir sind gerne oben, weil uns der Blickkontakt und die Kontrolle antörnen. Noch spannender wird die Sache, wenn ihr Folgendes probiert:

- Umschlinge ihn nach **Koalabärenart** mit den **Armen und Beinen** und bring ihn **rhythmisch schaukelnd** in Ekstase.

- Strecke die Beine **weit gespreizt** nach oben – das sieht **extrem sexy** aus und du zeigst ihm damit deine Lust.

oben

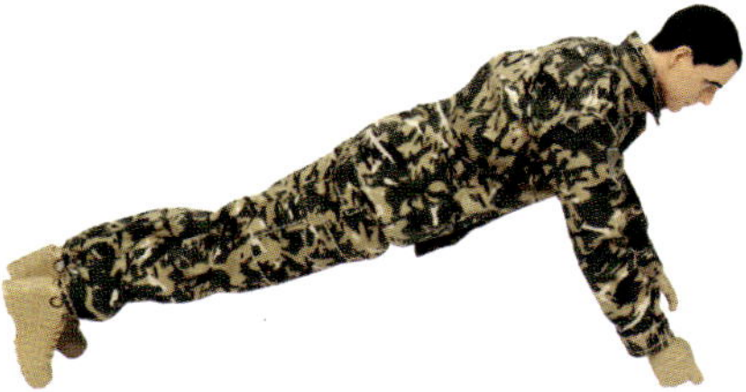

Leg die **Beine** auf seine **Schultern.** Das ermöglicht eine **leidenschaftlich-tiefe Penetration,** die sich für beide besonders intensiv anfühlt.

Missio

Der guten alten Missionarsstellung lässt sich manch neuer Reiz abgewinnen. So könnt ihr mit einem Kissen euer Becken leicht anheben, damit wir leichter eindringen können.

✽ Presst die **Beine zusammen,** sobald wir drin sind – wenn ihr die **»Schotten dicht macht«** wird es für uns **wunderbar eng** und **stimulierend.**

nars-Plus

Halte ihn an den **Pobacken** fest, sodass er sich nicht bewegen kann. Nun lass deine **Hüften kreisen** und genieße seinen **Gesichtsausdruck.**

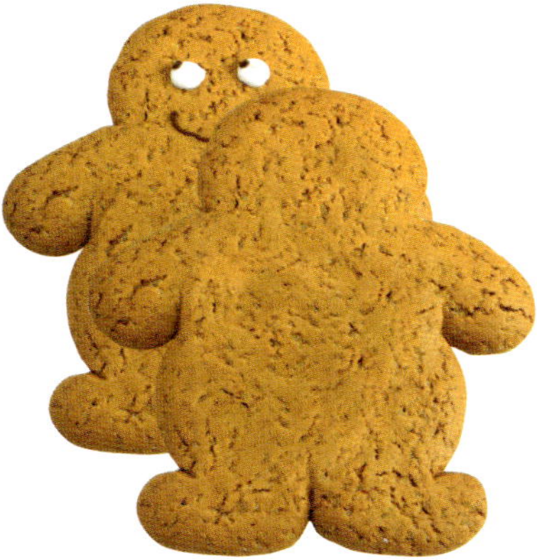

Sex neben

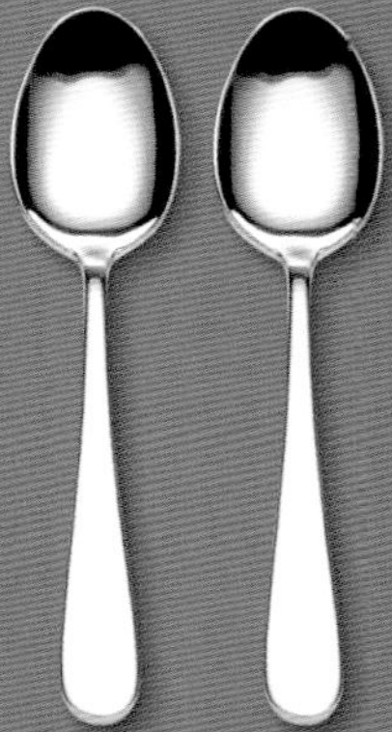

Ideal für **trübe Vormittage** oder **spät nachts** – Sex nebeneinander ist **innig** und **entspannend.**

einander

Kuschle dich in der **Löffelchenposition** eng an ihn, entspann dich und überlasse alles Weitere ihm.

Oder du **liegst neben ihm** und gleitest **mit dem freien Bein** an ihm entlang nach oben, bis du seine Hüften umschlingst.

Sex

Der Verruchtheitsfaktor dieser Position ist unübertrefflich, und allein die Vorstellung macht uns rasend: Euren nackten Po dann vor Augen, sind wir einfach nicht mehr zu halten.

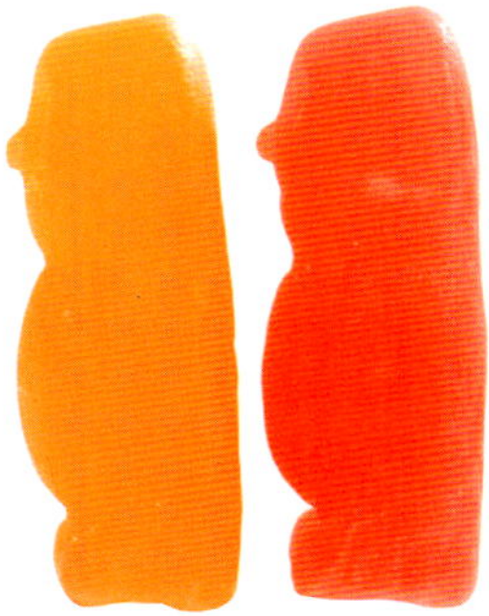

von hinten

✱ Du kannst dabei **stehen, liegen** oder **knien.** Möchtest du **alle drei** Positionen probieren, beginne **im Stehen** – sowieso die beste Position, wenn ihr beide **superheiß** seid: Spontan ineinander zu gleiten ist ein Moment **größter Lust.** Wenn du dich dann noch **sexy bewegst,** ist der **Orgasmus** nicht mehr weit.

Steh

Sex im Stehen sagt uns eins klipp und klar: Ihr seid scharf auf uns, hier und jetzt. Euer Partner wird sich in dem Moment vorkommen wie der begehrteste Mann der Welt.

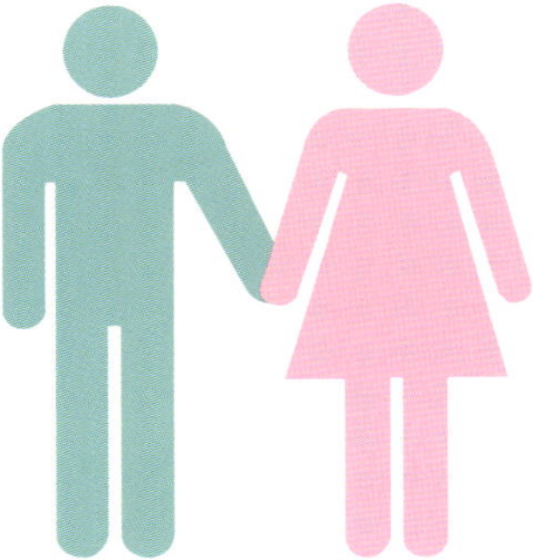

platz

* »Wir waren auf einer **Party**, sie lehnte sich **gegen eine Wand** und **zog mich an sich**. Ich konnte mich **nicht lange beherrschen ...**«

* »Sie stellt sich gern mit dem **Gesicht zur Wand,** die Arme nach oben gestreckt, wie bei einer **Leibesvisitation.** Meine absolute Lieblingsstellung.«

Flexi-

Frauen sind oft gelenkiger als Männer. Zeigt uns was in euch steckt – mit nie zuvor gesehenen Position.

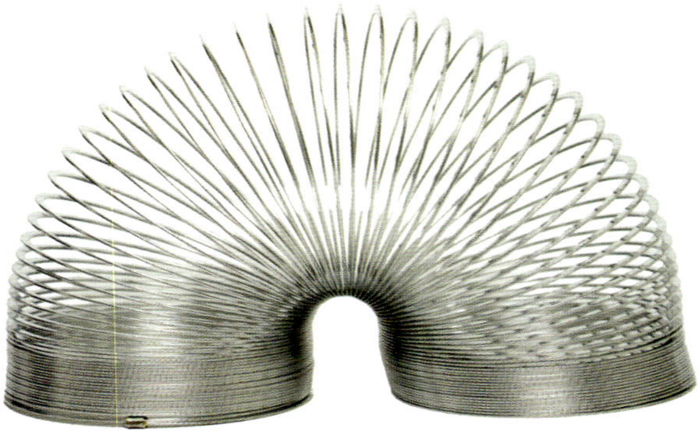

Sex

✱ Verwendet ein **Liebeskissen** für Positionen mit **durchgedrücktem Kreuz.**

✱ Du kennst die **Stellung,** bei der er dich an den **Hüften fasst** und du **deine Beine um seine Taille** schlingst? Setz eins drauf, indem du dich bis zu einem **Beinahhandstand** zurücklehnst.

✱ **Er** liegt auf dem **Rücken.** Setz dich auf ihn und **beuge dich so weit nach hinten, wie du kannst.**

Sitzplatz gefällig?

Sex im Sitzen kommt gut an bei uns Männern: Die Stellung ist hocherotisch, überaus kussfreundlich und wir können eure Brüste spüren. Aber auch ihr könnt was tun.

* Mehr **Bewegungsfreiheit** hast du, wenn du dich nicht auf ihn setzt, sondern **hockst.** Halte dich an seinen **Schultern** fest und gib richtig **Gas.**

* Setz dich für den **besonderen Kick** mal **umgekehrt** auf ihn drauf und halte dich an seinen **Knien** fest.

* Versuch's mal mit dem **Sofa,** einer **Schaukel,** einem **Hocker** oder **Sessel** – funktioniert alles **prima.**

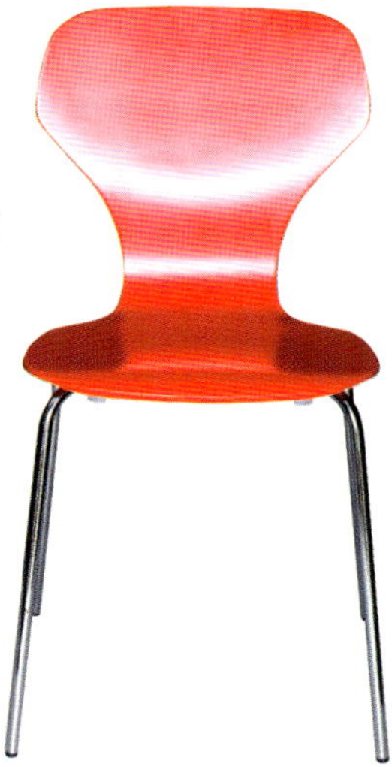

Orgasmus

Um uns einen raketenmäßigen Orgasmus zu bescheren, haltet folgende Tricks parat:

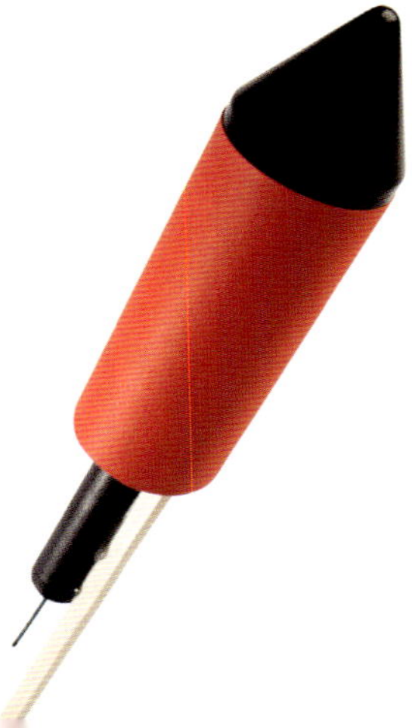

Tipp: Gezielt einsetzen für den Wow-Effekt.

Verstärker

✱ »**Kurz bevor** ich komme, greift sie sich **zwischen die Beine** und bildet **ein V** mit den Fingern. Unglaublich, wie **eng** es sich **dazwischen** anfühlt.«

✱ »Ab und zu verpasst sie mir plötzlich einen **Klaps auf den Po** – ich mag diese Art von **Schock.**«

✱ »Sie drückt auf eine Stelle **direkt vor meinem Anus. Absolut geil!**«

Küchen-

Langeweile im **Schlafzimmer?** Warum nicht mal Sex in der **Küche?**

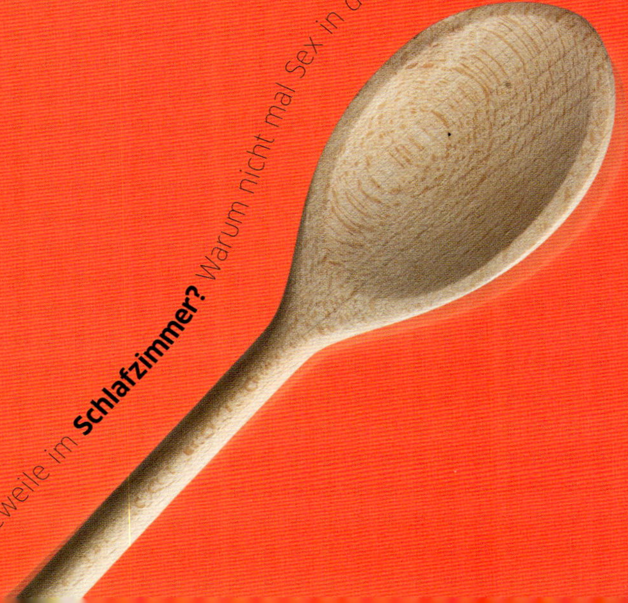

Sex

- Wir Männer lieben **Sex auf dem Küchentisch:** Ausgleichsgymnastik im Stehen ist genau das Richtige für uns. Und mit unseren **Händen,** die wir ja **frei** haben, können wir herrlich eure **Brüste verwöhnen.**

- Lockt uns unter einem Vorwand **in die Küche.** Dann setzt euch auf den **Tisch** und öffnet **lasziv die Beine.** (Zufällig habt ihr **vergessen,** ein **Höschen zu tragen.**)

Schwüle Badezim

Im Bad kann man wunderbar zur Sache kommen. Egal ob man in der Wanne rumfummelt oder sich mal schnell für einen Quicky zurückzieht, das Bad ist der ideale Ort für erotische Ausschweifungen aller Art.

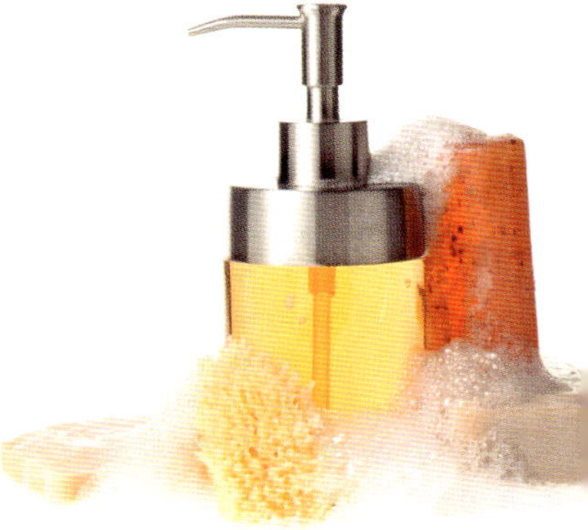

mer

- Beug dich **über das Waschbecken** und lass dich **von hinten** nehmen. Ein paar Spritzer **kaltes Wasser** machen das Ganze umso **reizvoller.**

- Steigt **zusammen** in die **Wanne**, massiert euch mit **Badeöl** und kitzelt euch dann mit einer **vibrierenden Gummiente.**

Im

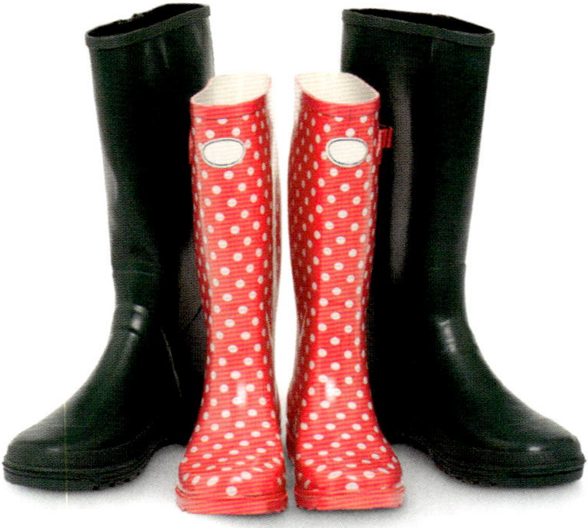

Freien

Es in der Natur zu treiben, hat seinen besonderen Reiz. Ist es die frische Luft oder der Gedanke daran, erwischt zu werden …?

- »Wir trieben es **im Park** unter einem **Baum.** Es ist einfach passiert, **ganz spontan …**«

- »Wir zogen uns **am Strand** zurück und schlüpften unter eine Decke. **Supergeheim.** Unser Stöhnen **verriet uns** trotzdem.«

Girl-

Für das Raus und Rein sind meistens die Männer zuständig. Aber auch Frauen haben Stoßkraft. Dabei müsst ihr nicht mal oben sein. Folgende Tricks in der Missionarsstellung seien euch empfohlen:

- Er liegt über Dir und **verhält sich still.** Dann **lüpfst** du das Becken und beginnst **schnell** zu **vibrieren.** Stell dir vor, da wäre ein **Motor** drin.

Power

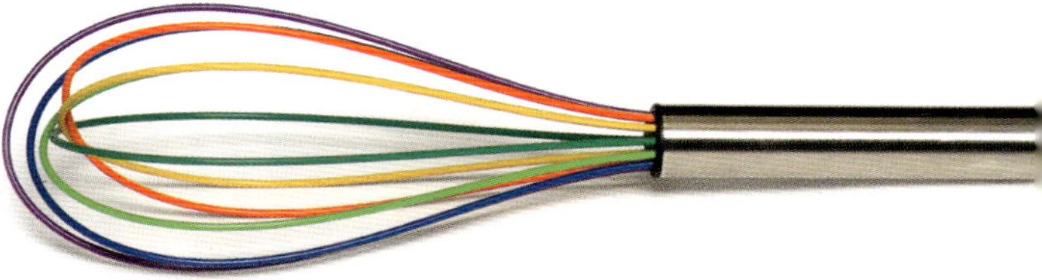

✱ Versuch auch mal, mit dem Becken zu **kreisen** (als würdest du Schaum schlagen). **Er wird es voll genießen.** Wundere dich nicht, wenn du ihm dabei gleich einen **Orgasmus »entquirlst«.**

Hinhalte-

Jeder Mann kennt das Problem: Wir meinen, wir hätten alles unter Kontrolle, und dann – plötzlich – kommt's uns. Auf folgende Weise lässt sich dieses Malheur verhindern.

✱ Ein **beherzter Griff** an die **Hoden** wirkt Wunder. Wirklich. **Greif** ihm einfach **zwischen die Beine,** und zieh seine Eier nach unten, wenn er **kurz davor** ist**, zu kommen.**

Taktiken

- Lenk ihn ab, indem du ihn **kräftig massierst** – seine Schenkel, den Rücken oder die Schultern. Egal was, nur um ihn **auf andere Gedanken** zu bringen.

- Schlag einfach eine **Pause** vor – eine ideale Gelegenheit für ihn, **dich oral zu verwöhnen.** So hat jeder was davon!

Keine

Manchmal brauchen wir Aufbauarbeit – **verbal oder per Hand.**

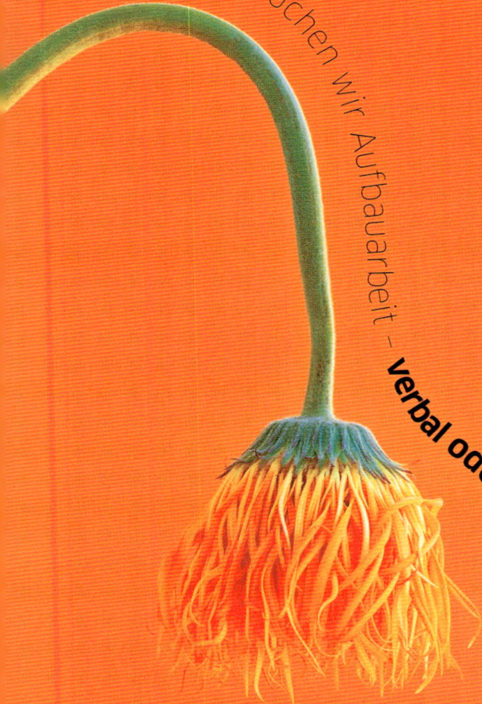

richtige **Lust**

* »Sie **kuschelt** sich von hinten an mich an und **streichelt mich** zärtlich. Selbst wenn ich müde bin, kann ich dann **kaum widerstehen.**«

* »Im Bett **massiert sie meinen Nacken.** Dann **küsst** sie sich an meinem **Rücken** entlang nach unten. Spätestens jetzt **tut sich was.**«

Zeit fürs

- Danach lassen wir uns meist nur müde aufs Bett fallen, was aber nicht heißt, wir hätten **gar keine Lust mehr** auf **Körperkontakt.** Also **kuschelt euch an und werdet zärtlich.**

- Bleibt danach einfach **im Bett liegen** und gönnt euch was **Feines.** Füttert euch gegenseitig mit eurem **Lieblingseis** oder steckt einander **kühle Trauben** in den Mund – als **Stärkung für die nächste Runde.**

Dessert

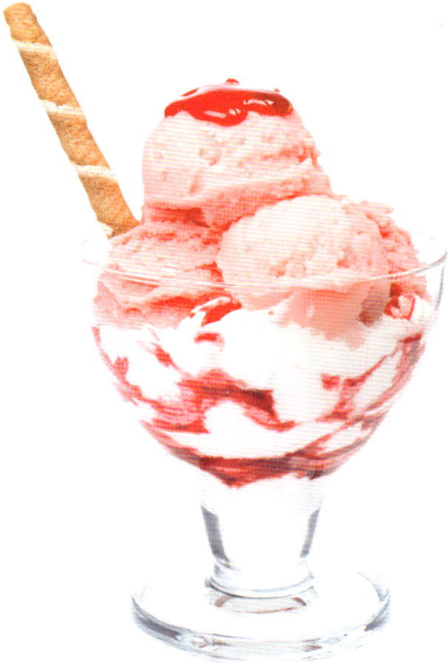

Mach

glü

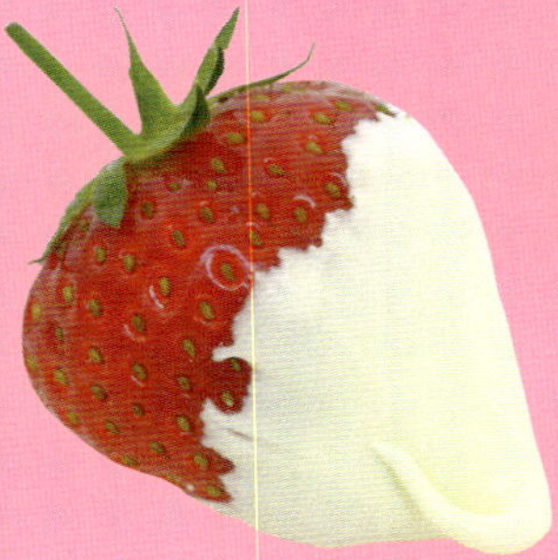

mich

cklich

Würfel-

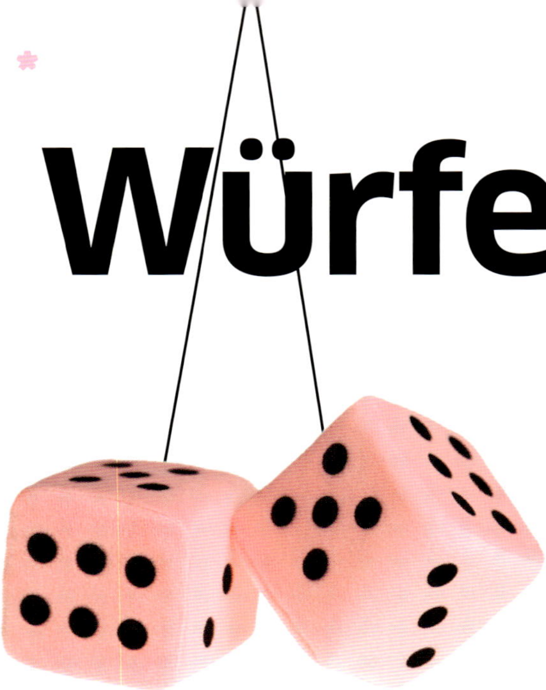

Verschafft uns eine Nacht voller unerwarteter Überraschungen mit diesem erotischen Würfelspiel der besonderen Art.

Spiel

- Setzt euch **im Bett** zusammen, **plaudert** über eure **Lieblingsstellungen** und notiert **jeweils drei** auf einem Blatt Papier. **Nummeriert** sie durch und **würfelt** aus, welche ihr **zuerst probiert.**

- Überlasst dem Würfel noch **mehr Entscheidungen:** In welchem **Raum** ihr Sex habt, was ihr **anhabt,** welches **Rollenspiel** ansteht, **wie weit du gehst** beim Sex oder **wie viele Orgasmen** du bekommst.

Prickel-Sex

Warum auf einen besonderen Anlass warten, um uns bei einer Flasche Schampus zu verführen? Auch zwischendurch kann man es mal richtig dekadent bei einer Flasche Champagner treiben.

✱ Setz dich **verführerisch** auf ihn, in der Hand ein **Glas Champagner.** Dann gib ihm einen **prickelnden Kuss,** indem du etwas von dem **Schampus** in seinen **Mund rieseln** lässt.

✱ Nimm einen **weiteren Schluck** und gleite mit dem gefüllten Mund **über seinen Penis.** Und was danebengeht darfst du **genüsslich** wieder **auflecken.**

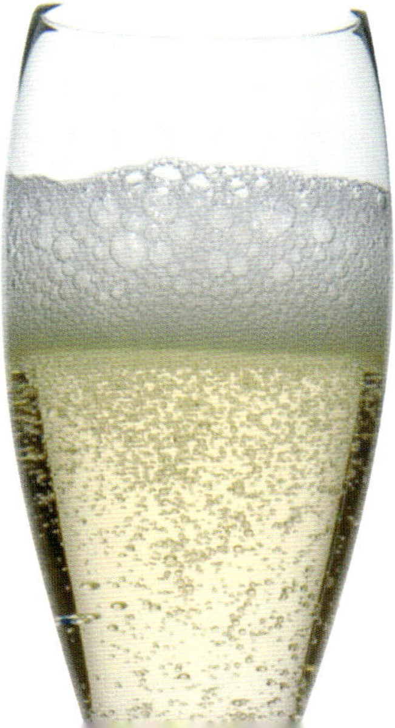

Erotische

Erotische Fotoshootings gehören zu den klassischen Männerfantasien. Also wie wär's? Stellt euch mal als Model zur Verfügung.

- Setze dich rittlings auf einen Stuhl und wirf ihm deine laszivsten Blicke zu.
- Du sitzt nach vorn gebeugt und spreizt lasziv deine Schenkel auseinander …
- … oder du streckst ein Bein nach oben, während du einen Strumpf ausziehst.

Posen

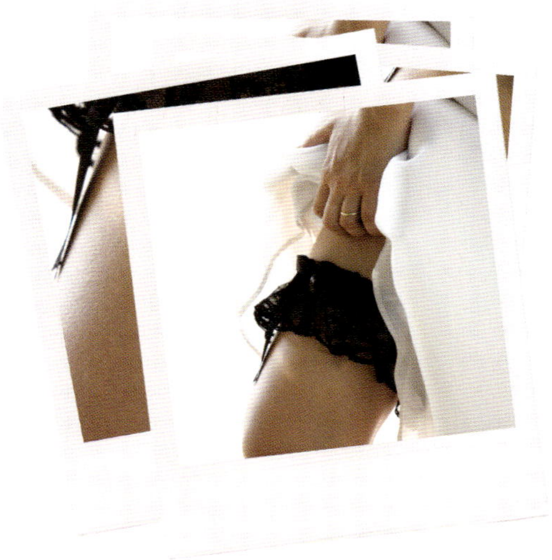

Sneak

Gewagte Einblicke bringen uns in Wallung. Auch wenn wir nicht sofort zum Zug kommen.

- »Oft trägt sie nur einen kurzen Rock, nichts drunter, und **bückt sich,** um etwas aufzuheben. Sie macht das absichtlich – **wow!**«

- »Ich liebe es, wenn ihr **Hemdchen** beim Lesen verrutscht und dabei ihr **Brustansatz hervorblitzt**.«

Previews

»Wir waren in einem Restaurant beim Essen. Ich **blickte nach unten** und sah, dass ihr Kleid **hochgerutscht** und der Rand ihrer Strümpfe zu sehen war. Am liebsten hätte ich sie **sofort vernascht.**«

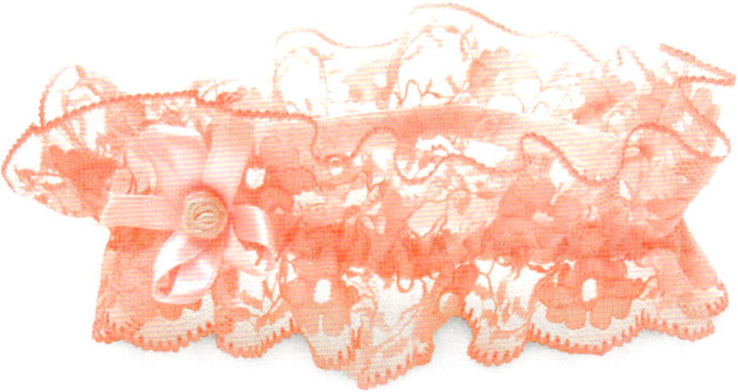

mmmmmmm ...

Wir Männer sehen gern, dass ihr beim Sex genauso viel Spaß habt wie wir. Deshalb lieben wir euer Stöhnen, eure Seufzer, Mmmms und Ahhhhhhs so sehr. Wir schließen daraus, dass wir große Könner im Bett sind.

✱ Es müssen keine **dramatischen Spitzentöne** sein, bei welchen sämtliche Nachbarn aufwachen. **Sanftes Stöhnen, Fiepen** und **lustvolle Seufzer** genügen uns völlig.

✱ In Momenten höchster **Ekstase** dürft ihr auch gern mal unseren **Vornamen flüstern.** Über solche Komplimente **freut sich unser Ego.**

... aaaaahhhh!

Blind

Verbindet uns die Augen und gebt den Ton an. Oder ihr tragt eine Augenbinde, und wir übernehmen die Führung. Egal wie rum, es kommen immer beide auf ihre Kosten.

✱ »Während ich in der Wanne saß, kam sie ins Bad **geschlichen** und **verband mir die Augen.** Ich hörte, wie sie sich auszog, und schon war sie in der **Wanne** und **massierte** mich von oben bis unten. **Herrlich.**«

gereizt

»In **Dessous** und mit **verbundenen Augen** erwartete sie mich im Bett und sagte, ich dürfe mit ihr machen, was ich wolle. Es war **unglaublich heiß.**«

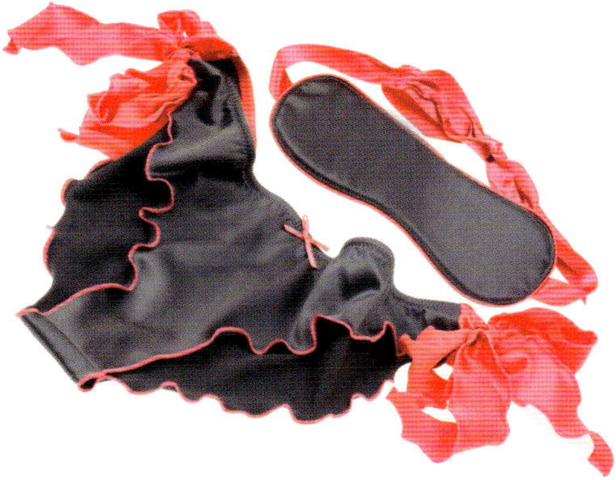

Wasser

Wasser macht uns an, egal ob in der Dusche, in der Wanne oder im Whirlpool. Falls ihr mal etwas Abwechslung braucht, wie wär's damit:

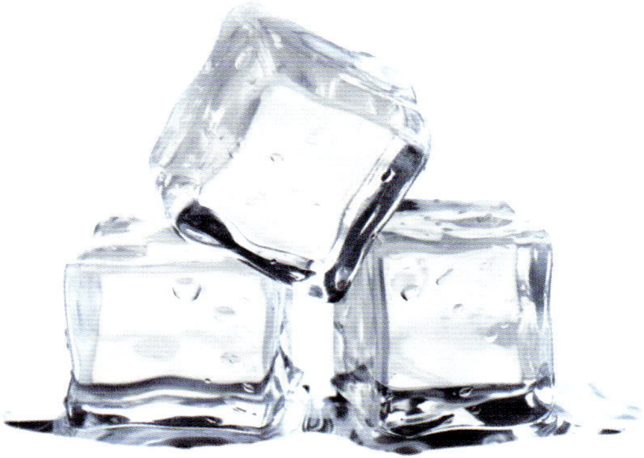

spiele

* Schleppt euren Kerl an einem **heißen Sommertag** in den Garten für eine **Wasserschlacht.** Streitet euch spielerisch darüber, wer den Schlauch hält. Ziel ist es, **richtig nass** zu werden, und es gilt folgender Dresscode: **Bikini bzw. enges, weißes T-Shirt.**

* Bringt an einem **heißen Abend** einen **Eiswürfel** mit ins Bett. Wir **lieben das Gefühl** von schmelzendem Eis auf heißer, nackter Haut.

Spiegel

Die Vorstellung, euch beim Sex zu beobachten, törnt uns an. Aber ihr braucht dazu keinen Deckenspiegel, ein Standspiegel neben dem Bett reicht völlig.

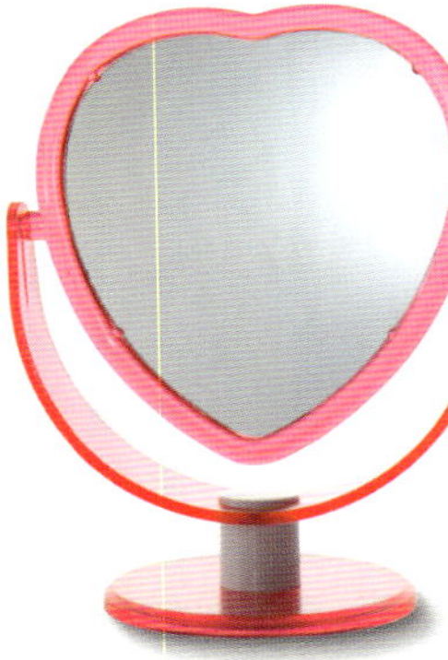

zauber

Eine besonders **gewagte Variante** wäre **Sex im Stehen** vor dem Spiegel. Wie wär's etwa damit? Er **hebt dich hoch,** und du schlingst die Beine um ihn, während er alles im Spiegel beobachtet. Oder **beug** dich einfach **vor;** er steht **hinter** dir. Nimm **Blickkontakt im Spiegel** auf und zwinkere ihm **lustvoll** zu.

Sinnliche

Viele Männer finden Schamhaare erregend. Manche ziehen die buschige Variante vor, andere wiederum haben es gern à la Landepiste oder total nackig.

- Lass dir von ihm eine komplett **neue Intimfrisur** verpassen, wenn ihr gemeinsam **badet** oder **duscht.**

- Bitte ihn nach der Prozedur, dich **einzucremen** und das Werk mit einem **Kuss** zu **vollenden.**

Rasur

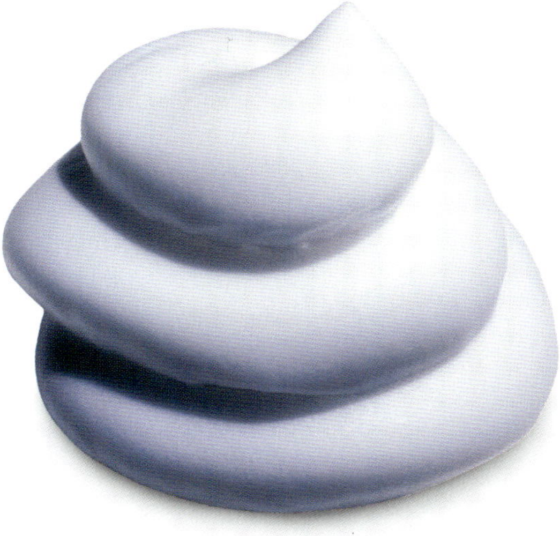

Nackte

Männer lieben Brüste, und zwar in allen Formen und Größen. Wir lieben es, sie anzusehen, zu befummeln und zu küssen. Also packt sie aus, stellt sie hemmungslos zur Schau und genießt die Aufmerksamkeit.

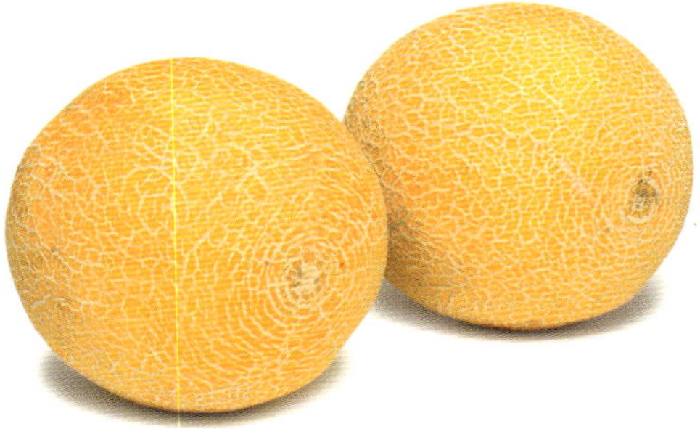

Brüste

✱ »Ich **steh voll drauf,** wenn sie sich über mich beugt, und ich ihre **Brüste** auf meinem Gesicht **spüre.**«

✱ »Sie **träufelt Massageöl** auf ihre **Brüste** und lässt mich dabei **zusehen.** Dann bittet sie mich, es **einzumassieren.** Macht mich unheimlich an.«

✱ »Sie unterbricht den **Blowjob,** um mit ihren **Brüsten an mir** auf und ab zu gleiten. Ich werde fast **wahnsinnig.**«

Reizvolle Revue-

Sexy Revue-Shows sind der Inbegriff aufreizender Weiblichkeit. Werft euch in **Corsagen, Nylons, High Heels** und **Federschmuck** und **tanzt lasziv** zu eurer Lieblingsmusik. Verführt uns mit einem **hinreißenden Strip.**

Girls

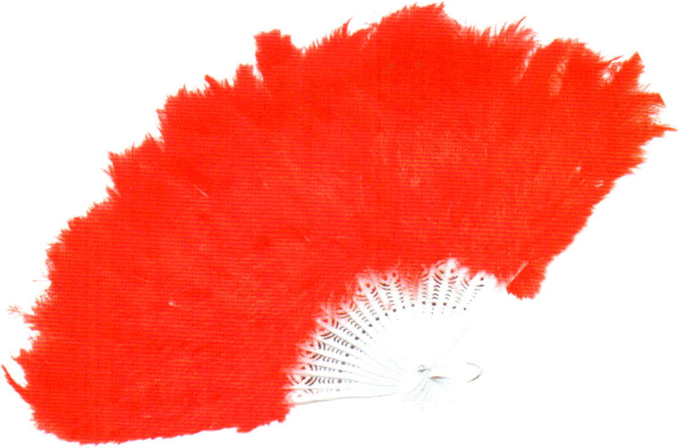

Kondom-Tech

Selbst erfahrene Liebhaber halten an diesem Punkt kurz inne. Schließlich könnten wir das Ding falsch herum aufziehen, oder wir könnten schwächeln, oder … wer weiß was. Ein bisschen Unterstützung würde die Sache sehr erleichtern.

niken

Entwickle dich zur **Kondomexpertin:** Zieh ihm das Ding so **schnell drüber,** dass er kaum was davon bemerkt. Übe zuvor an einer **stattlichen Gurke.**

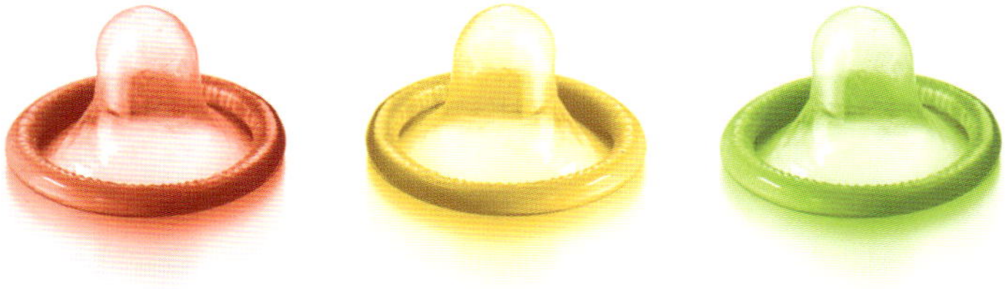

Sexy

Selbst der Alltag lässt sich mit etwas Fantasie erotisch gestalten – mit Merkzetteln der besonderen Art. Statt lästiger Pflichten verdonnerst du ihn zu erotischen Aufgaben, die er sicher gerne übernimmt.

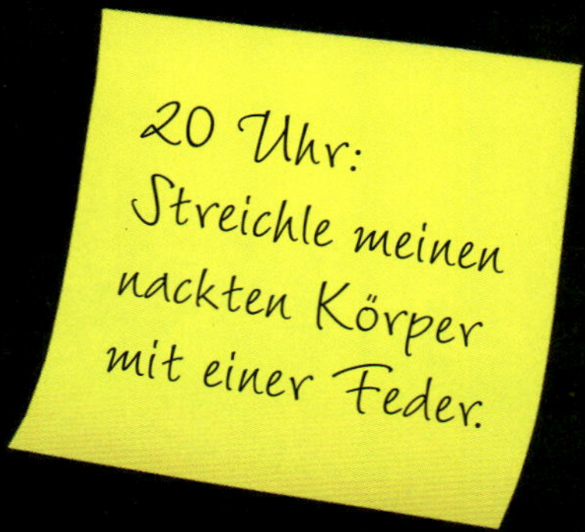

Post-it

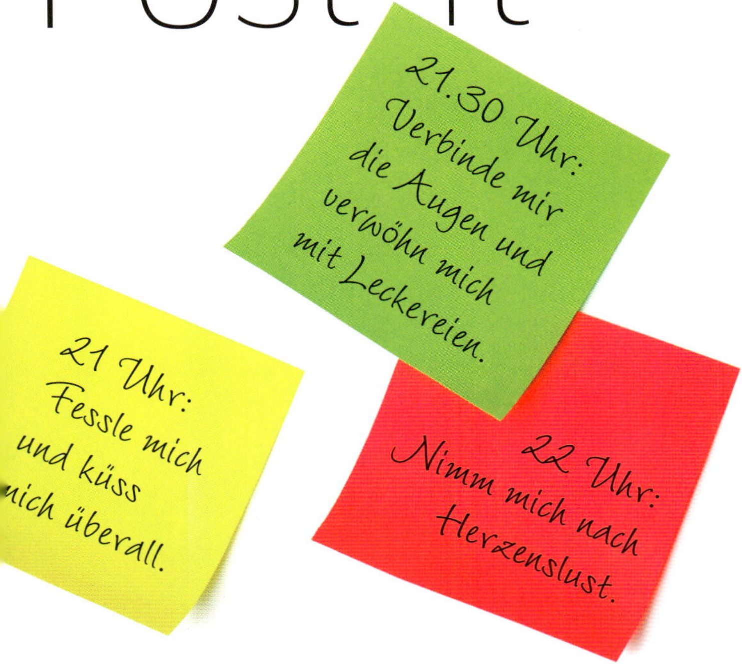
21.30 Uhr:
Verbinde mir
die Augen und
verwöhn mich
mit Leckereien.
21 Uhr:
Fessle mich
und küss
ich überall.
22 Uhr:
Nimm mich nach
Herzenslust.

Bei An

Seit es Handys gibt, kann man auch über die größten Entfernungen hinweg Spaß haben, egal wohin es deinen Schatz auch verschlagen hat. So wird das Ding zu deinem heißesten Sextoy.

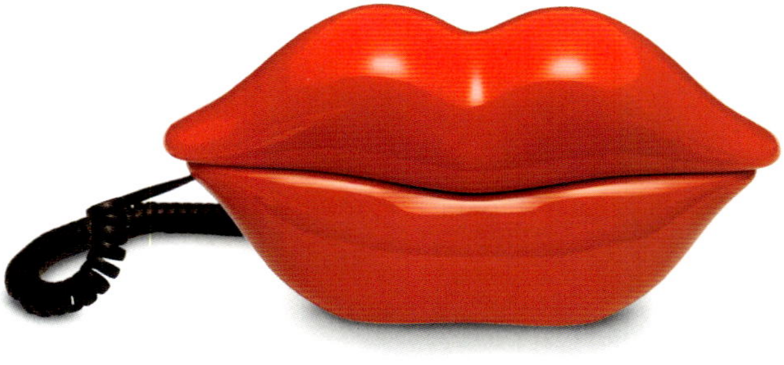

ruf Sex

✱ Ruf ihn an, wenn **ihr getrennt seid** und **Sehnsucht** habt. Sag ihm, wie sehr du ihn **vermisst und begehrst.**

✱ **Erzähl**, was du gerade machst **(du räkelst dich im Bett)** und was du anhast **(nichts).**

✱ Sag, er soll sich vorstellen, wie du ihn gerade **oral verwöhnst.** Dann werdet ihr beide **mit den Händen selbst aktiv …**

Licht aus!

Uns gefällt der Anblick eurer Brüste, der Beine, des Gesichts … Deshalb finden wir, das Licht sollte besser anbleiben. Falls du dich in einem hellen Raum zu sehr beobachtet fühlst, sind Kerzen eine akzeptable Alternative.

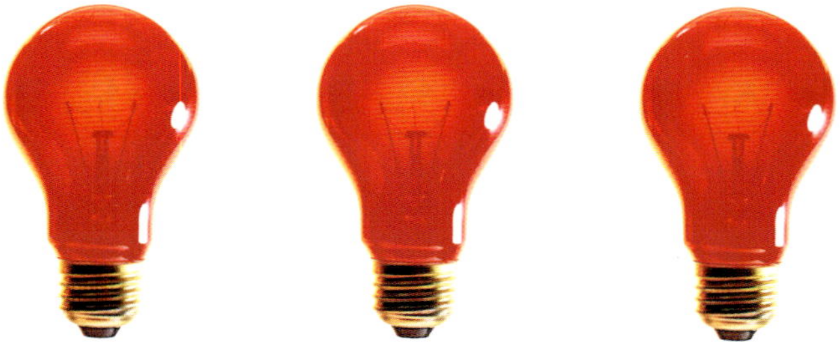

Spot an!

✱ Tausche die **weiße Glühbirne** im Schlafzimmer aus – gegen eine **puff-rote.** Euer **Treiben** erscheint dadurch gleich um einiges **verruchter.**

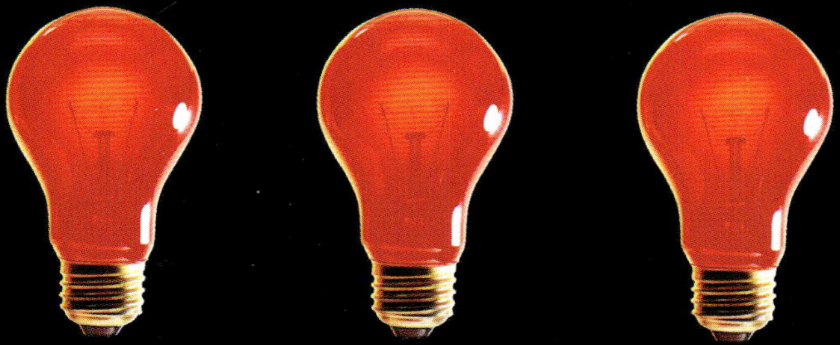

Essen &

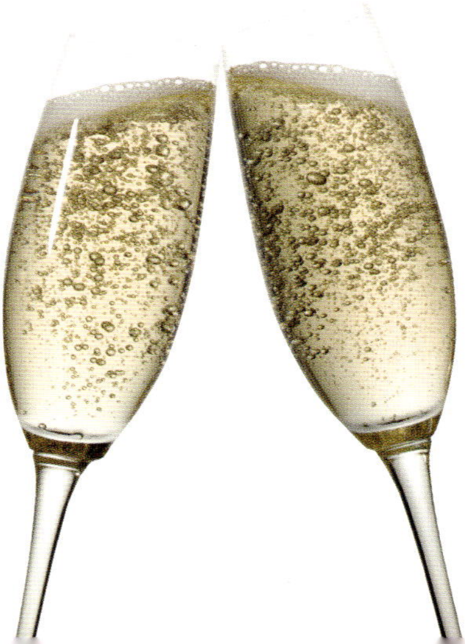

Trinken

Wir lassen uns wie ihr gerne mal kulinarisch verwöhnen, und es muss nichts Besonderes sein. Ein simples, schön zelebriertes Essen zu Hause tut's völlig.

»Ich kam **von der Arbeit** nach Hause, und sie reichte mir ein Glas Wein. Dann gab sie mir eine **handgeschriebene Menükarte.** Darauf standen meine Lieblingsgerichte, und als **›Dessert‹** hatte sie das Wort **›mich‹** draufgeschrieben.«

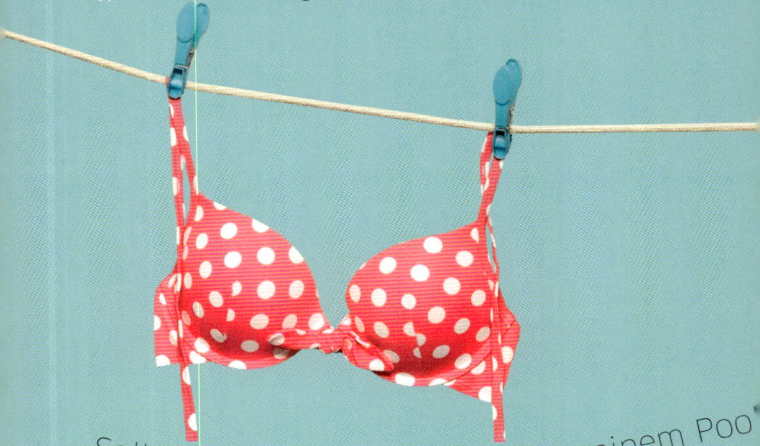

Solltet ihr zufällig mal alleine in einem Poo

Pool-

Er sitzt auf dem Beckenrand, während du vor ihm stehst. Dann lass »ihn« **aus der Badehose** direkt in deinen Mund flutschen.

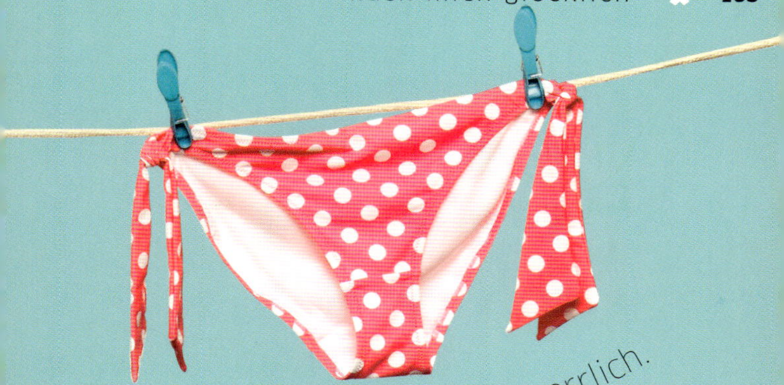

sein, dann *los*. Sex im Wasser ist herrlich.

Vergnügen

Danach kann er sich neben dich ins Wasser stellen. **Schlinge die Beine** um seine Hüften und genieße schwerelosen Sex.

Traut

Wie lieben es, wenn ihr beim Sex aus euch herausgeht. Übernehmt das Kommando und sagt uns, was wir tun sollen. Wir lassen uns nur zu gern zu willigen Gespielen machen …

euch

- Er sitzt auf einem Stuhl und darf sich **keinesfalls bewegen** (binde ihn fest, falls du ihm nicht traust).
- Nun beginnst du dich **ausziehen,** Stück für Stück, und **streichelst** dich dabei genüsslich.
- Zum Schluss greifst du dir zwischen die Beine und masturbierst – **oder du setzt dich gleich drauf.**

Sexy

Männer und Shopping – was gibt es Gegensätzlicheres? Mit einer Ausnahme: Wir lieben technische Spielereien und sehen sie uns gerne online an. Also hätten wir sicher nichts dagegen, gemeinsam Sextoys auf einem Laptop anzusehen, vor allem nackt im Bett.

Shopping

- Unterhaltet euch wie **Profitester** en detail über die Vor- und Nachteile einzelner Toys, ehe ihr **eure Lieblingsstücke ordert.**

- Falls er mal nicht weiß, wozu so ein Teil gut ist, sag: »**Hm, ich meine,** es soll so funktionieren …« Auch **Vormachen mit Hand oder Mund** ist erlaubt.

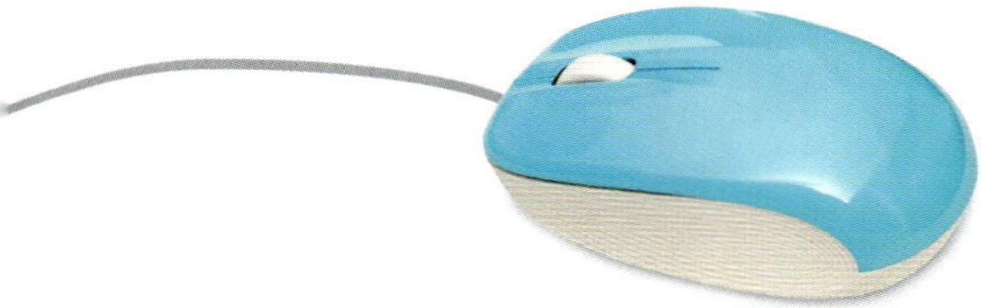

Haar

Weibliche Haarpracht gilt vielen Männern als Fetisch. Also los, reizt uns damit. Und übrigens, sie dürfen ruhig in Wallung geraten ...

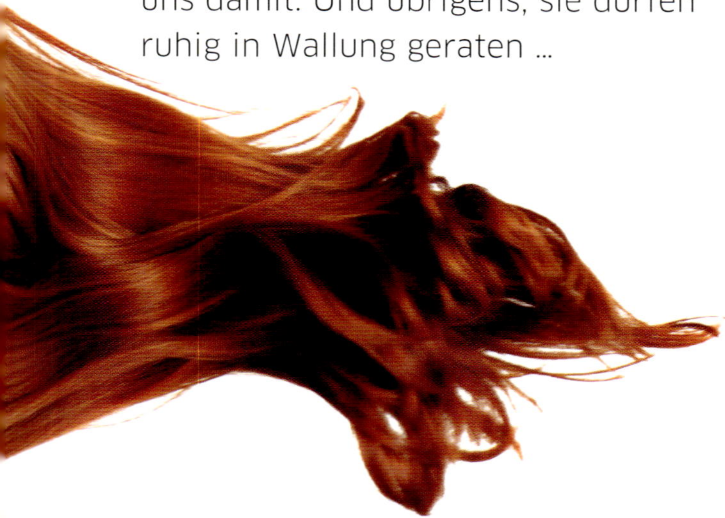

sträubend

✱ »Sie sitzt nackt auf mir und **löst** dann ihr **Haarband.** Irre, der Moment, wenn **ihre Haare auf die Schultern** fallen.«

✱ »Sie wickelt ihre Haare **um meinen Ständer** und entfernt sich dann langsam. **Fantastisch.**«

✱ »Sie reitet auf mir, umgekehrt, und **beugt sich nach hinten,** sodass ihre Haare meine Brust kitzeln. **Sieht verdammt sexy aus.**«

Vibro-

Angeblich haben ja Frauen jede Menge Spaß mit Vibratoren. Wir würden da gerne dran teilhaben, also ladet uns doch mal zu einem Dreier ein.

Spaß zu dritt

- **Zusehen allein** macht ihn schon heiß – also führ ihm deinen **Vibrator live** vor. Oder überlasst die Sache uns: Lass ihn einen **Vibrator** an deine **Klitoris** halten, während **er in dir drin** ist.

- Nun ist **er dran.** Gleite mit dem Ding **sanft** an seinem **Penis auf und ab.**

Material Girl

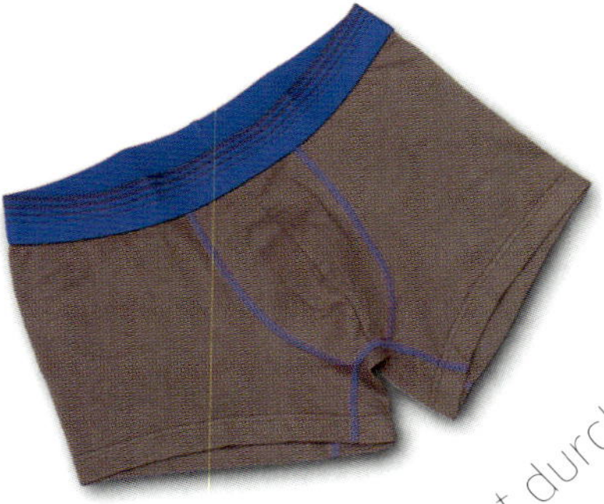

Befummle sein Paket durch den Stoff …

Mach ihn scharf, wenn er nur in der Unterhose im Bett liegt. Gleite aufreizend über den Stoff hinweg an den Konturen seiner Preziosen entlang.

- Mach ihn **richtig heiß,** indem du ihn deinen **warmen Atem** spüren lässt. Du kannst auch **durch das Material** hindurch ganz **sanft** in seinen Schaft **beißen.**

- **Lass auf keinen Fall locker,** bevor er nicht aus allen Nähten platzt.

Tobt

Lasst das Abendessen ausfallen und geht ins Fitnessstudio. Regelmäßiger Sport bringt das Blut in Wallung und steigert die Libido – gut für mehr und intensivere Orgasmen.

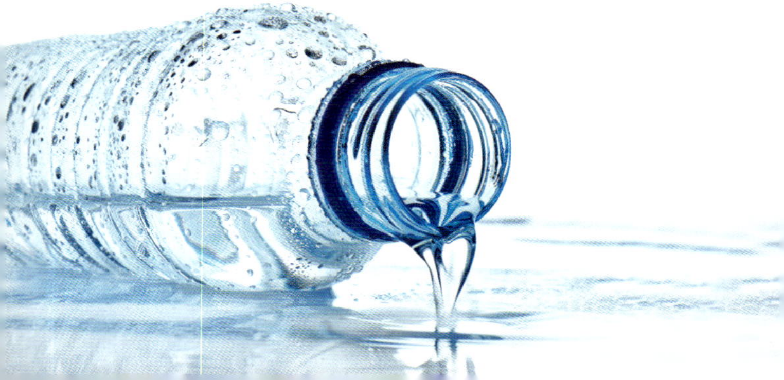

euch aus

- Wirf ihm **quer durchs Studio** hindurch verführerische Blicke zu, während dir die **Schweißperlen** herabrinnen.

- Wieder zu Hause beginnst du noch **vor dem Duschen** gleich zu **knutschen** (Schweißgeruch wirkt **aphrodisierend**).

- Dann geht es gemeinsam ab unter die Dusche. Ihr **schäumt** euch gegenseitig ein und **befriedigt eure Lust** gleich an **Ort und Stelle.**

Film-abend

Du legst einen Film ein, der dich antörnt. Sicher wird auch er seinen Spaß daran haben, aber der wahre Kick für ihn wird es sein, dir zuzusehen. Zuvor habt ihr euch auf eine Viertelstunde ohne Berührung geeinigt, um die Spannung richtig anzuheizen.

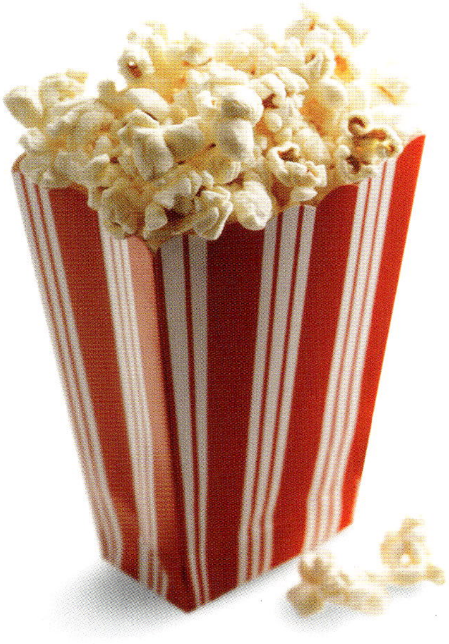

Lass den Hut auf

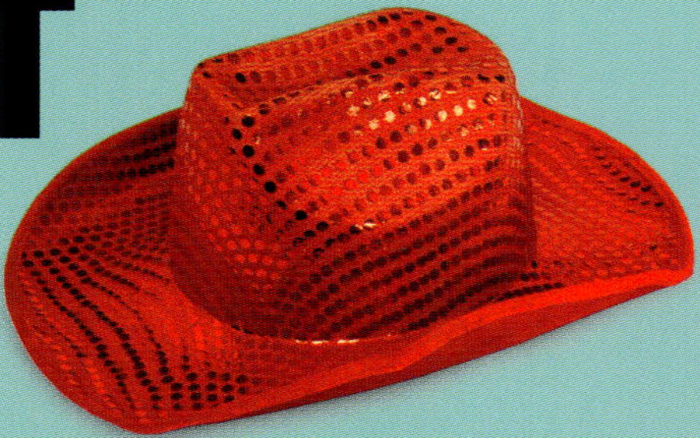

Komm mal mit Hut ins Bett. Klingt vielleicht seltsam, aber du kannst so auf spielerische Art sexy deine Stimmung rüberbringen. Betrachte es als simples Rollenspiel.

Folgende Modelle stehen zur Wahl:
Stetson = wilde Leidenschaft
Polizistenmütze = sexy Dominanz
Gangsterhut = verwegen und verrucht
Zofenhäubchen = frech verspielt
Nonnenhaube = verboten sündig
Zylinder = it's showtime

Auf **Ab**

Nichts einfacher als das. Du verhältst dich einfach komplett anders als sonst.

wegen

- Statt **aufreizend roter Dessous** trägst du mal **jungfräuliches Weiß.**
- Statt **Kerzenromantik** und **Rosenblätter** kommt ein **Porno** zum Einsatz.
- Heute Sex im **Stehen** statt **Missionar.**
- Statt des **Schlafzimmers** wird der **Garten** zu eurem Lustort …

Reiz des

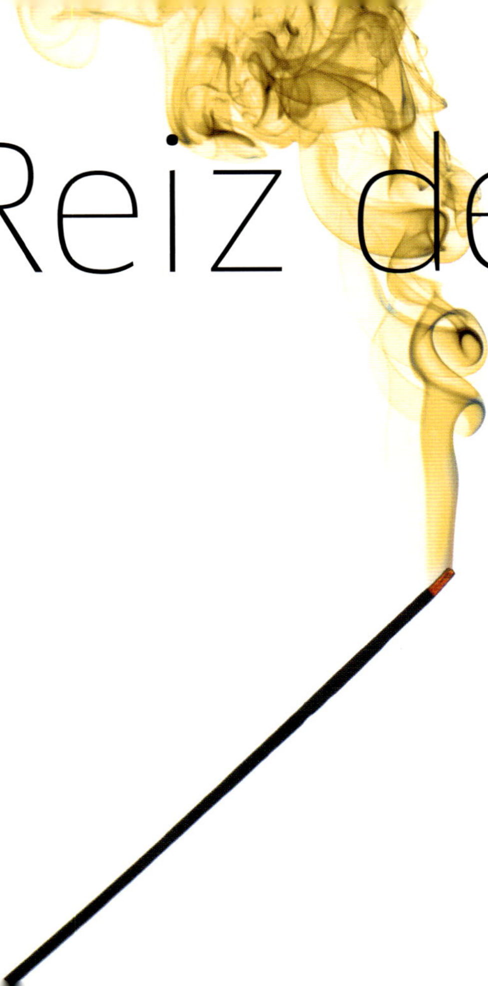

Orients

Im Tantra geht es nicht nur um Tiefenatmung: Bezaubert uns mit einer Nacht fernöstlicher Erotik.

- **Exotische Düfte** und **flackerndes Kerzenlicht** schaffen die Atmosphäre.
- Tanzt zusammen zu **lasziv-erotischen, gedehnten** Rhythmen.
- Genießt euch durch **Massagen, langes Vorspiel** und **viel Zeit** beim Sex.

Sex nach

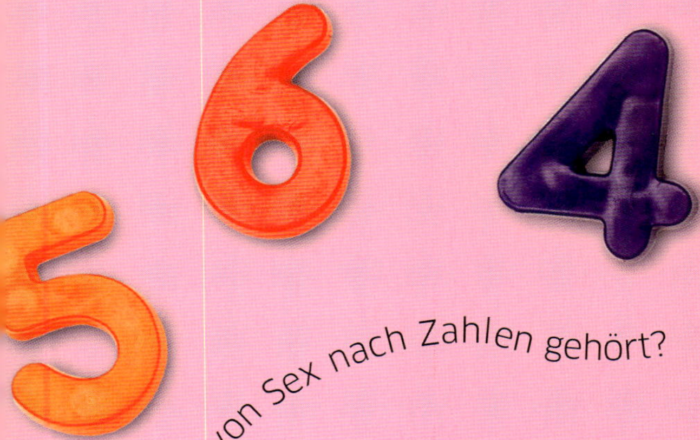

Schon mal von Sex nach Zahlen gehört?

Zahlen

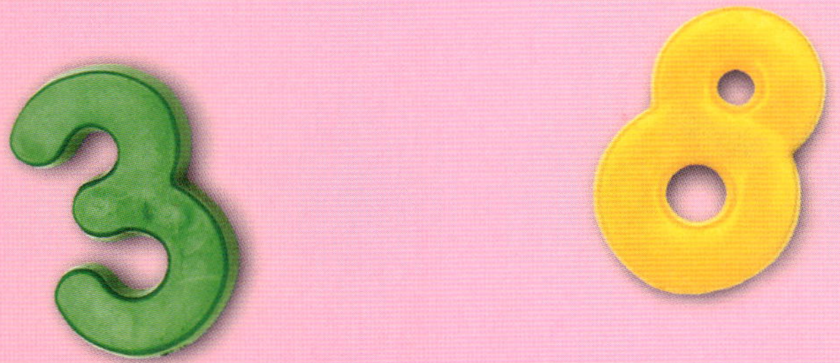

Male einfach die Zahlen eins bis zehn mit **Nuss-Nougat-Creme** auf deinen Körper (überlege dir die Abfolge gut). Seine Aufgabe ist es nun, dich **mit der Zunge** zu verwöhnen, beginnend bei der Eins bis zum **Höhepunkt** – bei der Zehn.

G-Punkt-Suche

Wir lieben es, euren G-Punkt zu stimulieren, aber leider irren wir manchmal hilflos umher. Von daher wäre etwas Nachhilfeunterricht nicht schlecht.

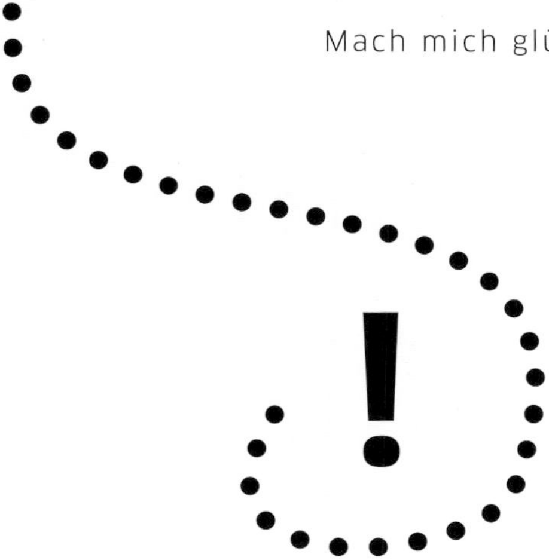

Lass ihn **mit einem Dildo** in der Hand auf Suche gehen. Sobald du etwas spürst, rufst du »**Hier!**«, **stöhnst** und **windest dich.** Dann lässt du ihn deinen G-Punkt **mit dem Finger aufspüren** – dieser müsste nun angeschwollen und **leicht zu finden** sein.

Absatz

High Heels sind für uns das Höchste. Egal ob mörderische Stilettos oder schenkelhohe Stiefel, unsere Augen sind auf eure Beine fixiert.

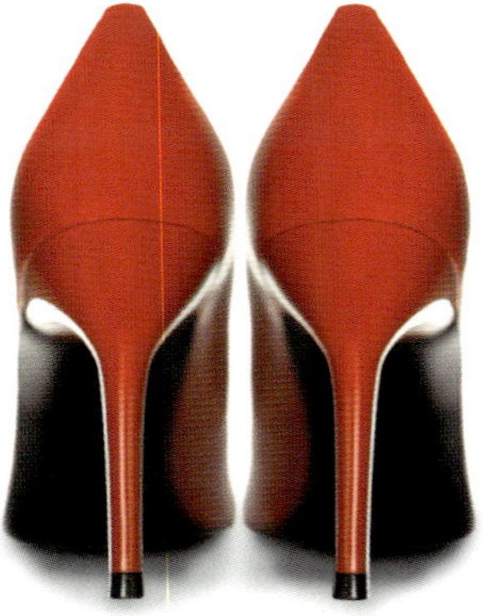

höhe

✱ »Sie trug **High Heels** und **Nylons** und stellte sich breitbeinig über mich. Dann ging sie langsam **in die Hocke,** um Sex mit mir zu haben. Ich war wie von **Sinnen.**«

✱ »Sie rief mich ins Schlafzimmer; dort **lag sie nackt** bis auf ein Paar atemberaubender **High Heels** auf dem Bett – die Füße hielt sie lässig **gegen die Wand** gestützt.«

Dirty

Wir lieben den Klang eurer Stimme, vor allem wenn sie erregt klingt. Und es ist gut, euch anstatt über Alltagsdinge mal über Sex reden zu hören.

Talk

✱ **Ruft uns an,** wenn wir nicht zu Hause sind, und säuselt uns mit eurer **»Ich will dich jetzt sofort«**-Stimme ins Ohr.

✱ **Erklärt uns genau,** was ihr im Schlafzimmer mit uns vorhabt oder was wir machen sollen. **Wir hören genau zu, versprochen.**

Kompli

Auch wir Jungs hören gern Komplimente, aber wir wollen für andere Dinge gelobt werden als ihr. Diese drei würden schon passen.

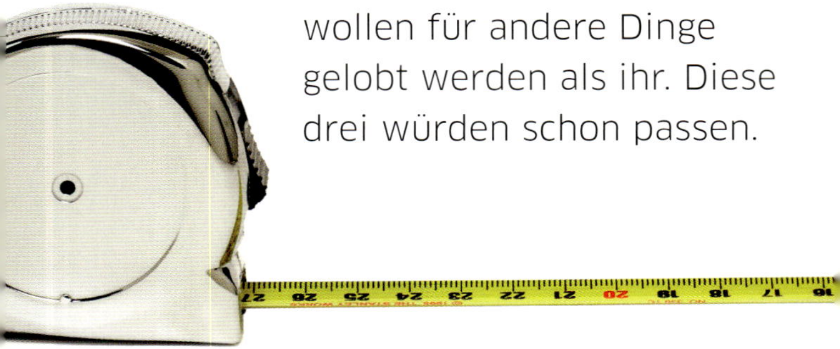

mente
an ihn

✱ **Sein Sinn für Humor, seine Beule in der Hose, seine Talente im Bett.**
(Macht uns garantiert glücklich.)

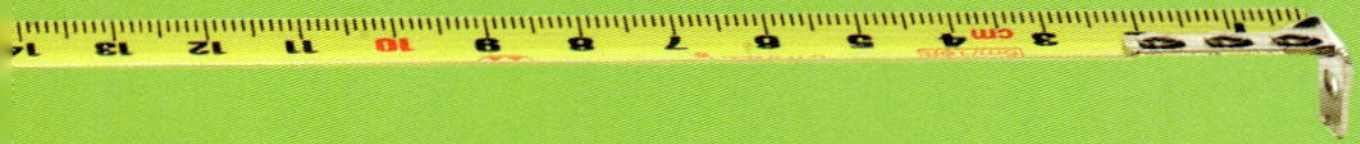

Über

Bürosex … warum nicht? Wenn er nicht fremdgeht dabei? Komm einfach zu ihm ins Büro auf ein spätes Schäferstündchen. Ihr könntet es auf dem Schreibtisch treiben, im Lift, im Materiallager, auf dem Kopierer …

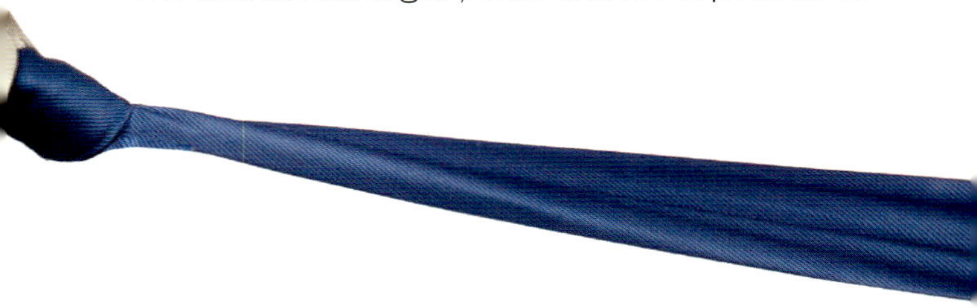

stunden

Gezielt eingesetzte **Machtspielchen** erhöhen die Spannung, etwa wenn du als Chefin **Anweisungen** erteilst. **»Los, zieh dich aus«** ist ein guter Anfang. Oder **er ist der Boss** und du dieses **kleine Luder von Sekretärin.**

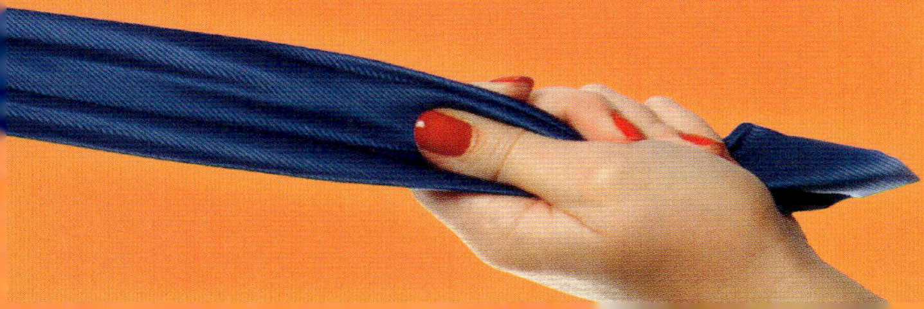

Heute nicht, Schatz

Klingt komisch, aber auch keinen Sex zu haben, kann richtig scharf machen. Da aber wir so einen Vorschlag eher nicht machen würden, müsst ihr ran.

»Sie buchte ein **Hotel** und befahl: **›Kein Sex bis dahin.‹** Als es so weit war, fielen wir übereinander her.«

»Eine Woche lang ließ sie nur **erotische Massagen** zu. Das tat unserem **Sex** und der Beziehung richtig gut.«

Lass Sachen

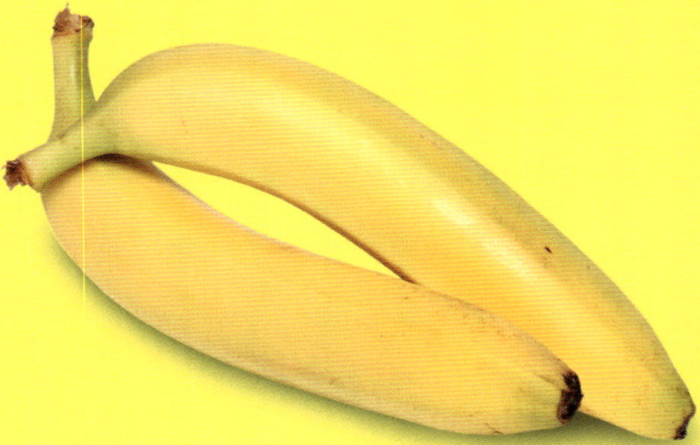

deine an

Erinnerst du dich noch an das Gefummel in Klamotten, damals, als wir Teenager waren? Und an den Frust! Wir würden's trotzdem gerne wiederholen, **nur der Nostalgie wegen.** Und es hat was, euren Körper durch den Stoff hindurch zu spüren. **Ideal noch dazu, wenn nur Zeit für einen Quickie ist!**

Gib'

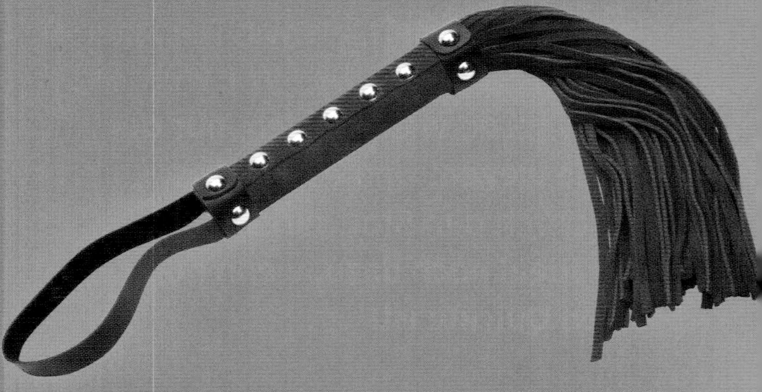

s

mir

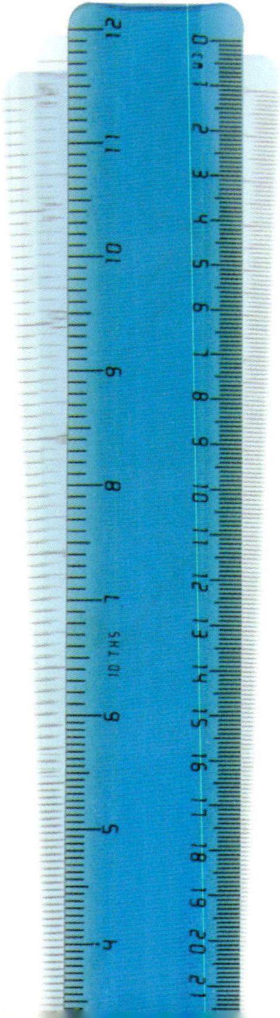

Erteil

Überrasch ihn mal, wenn du ihm den Rücken massierst, mit einem kräftigen Klaps auf den Po. Wenn er lustvoll aufseufzt, hast du was entdeckt …

ihm eine Lektion

- Spanking prickelt angenehm und sorgt für **lustvolle Schauer**, die auch **vorne ihre Wirkung** zeigen.
- Trau dich und gib's ihm mal mit einer **Lederklatsche** – **Schläge und zärtliches Streicheln im Wechsel.**

Nahauf

Ein genauer Blick auf eure Preziosen kann ihn in den Wahnsinn treiben. Ob im Stehen, Liegen oder Sitzen ist völlig egal – Hauptsache eure Beine sind weit geöffnet, damit er tiefe Einblicke gewinnt.

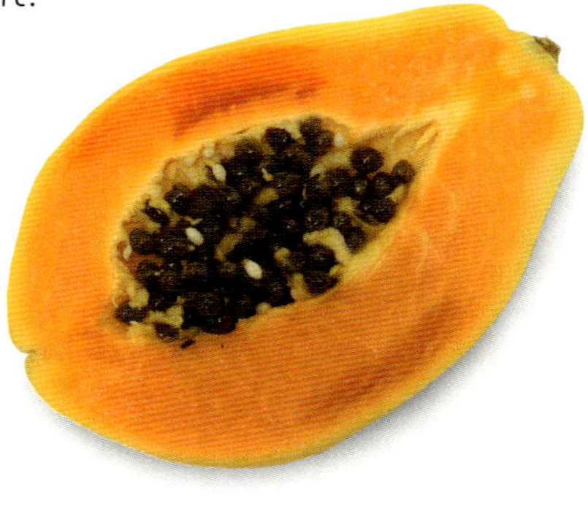

nahme

✱ »Sie legte sich zurück und **spreizte mit den Fingern ihre Lippen.** Es war die **heißeste Einladung,** die ich je hatte.«

✱ »Sie stand breitbeinig **über meinem Kopf.** Als ich ihr **unter den Rock** blickte, schob sie mit den Fingerspitzen **das Höschen zur Seite.**«

✱ »Ich kam rein, sah sie **auf allen Vieren,** den **Hintern hoch gereckt** – ich war so **scharf wie noch nie zuvor.**«

Hinter

Die Praktik gilt als verrucht, tabuisiert und äußerst lustvoll – gerade deshalb findet er Po-Sex vielleicht so spannend. Wider allen Erwartungen muss das Eindringen von hinten nicht wehtun, und es hat auch nichts mit SM zu tun.

eingang

✱ Am besten kommt diese Praktik, wenn du **sehr stark erregt** bist; also lass dich **vorab** schon mal richtig **verwöhnen.** Dann bereitest du dich und ihn mit möglichst viel Gleitgel vor, ehe er **Stück für Stück** in dich eindringt. Dabei atmest du tief und entspannt.

Fessel-spiele

Dies ist Bondage für Anfänger. Es sind aber keine Seile oder Handschellen vonnöten – ein Seidenschal und ein Kleiderhaken, das ist alles, was du brauchst.

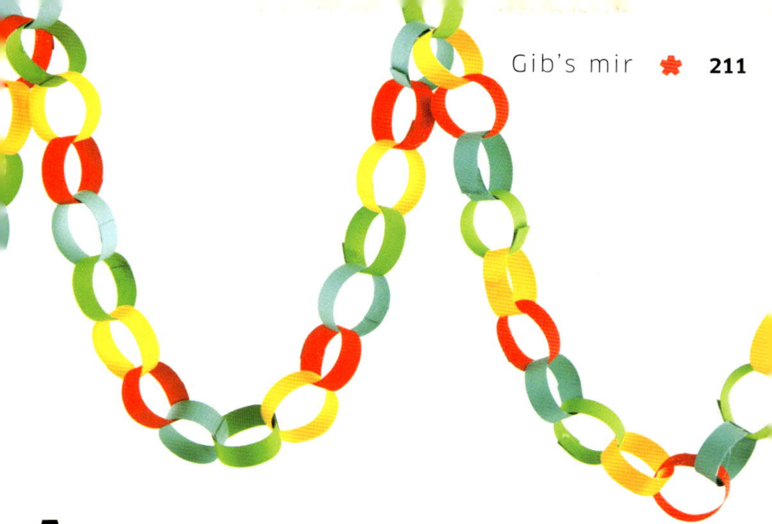

Es geht im Stehen los. Ihr **knutscht heftig** bevor du ihm die Hände mit einem Schal **zusammenbindest.** Nun hebt er die Arme hoch **über den Kopf,** und du befestigst den Schal an einem Kleiderhaken. Du gehst in die Knie, öffnest seine Hose und nimmst ihn **fest in die Hand** (oder in den **Mund**).

Peep-

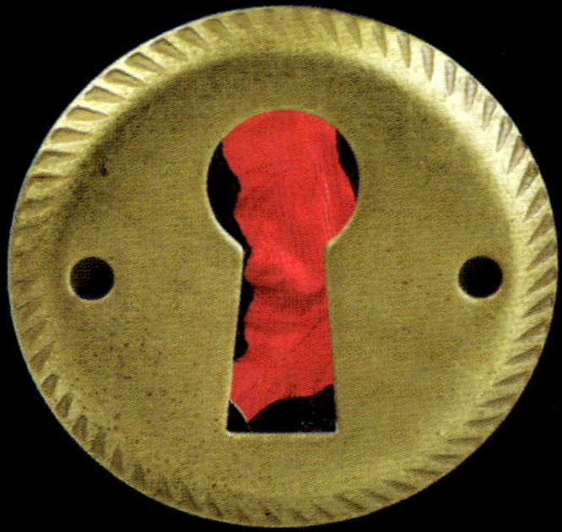

Zu den klassischen Fantasien kleiner Jungs gehört das Spannen. Aber auch in manchem erwachsenen Mann steckt noch immer ein kleiner Spanner.

Show

✱ Mach ihn zum **Voyeur,** indem du die Tür einen Spalt weit öffnest, während du dich **erotisch betätigst.** Oder ihr vereinbart ein **Rollenspiel:** Erst beobachtet er dich durch's **Schlüsselloch,** dann stürmt er rein und **nimmt dich.**

✱ Tolle Peepshow-Szenen: Abtrocknen nach dem Duschen, **genüssliches Eincremen** des nackten Körpers (besonders der Brüste) sowie **Selbstbefriedigung** mit einem Sextoy.

Hallo

Dieses eigentlich simple Rollenspiel peppt euer Sexleben richtig auf: Ihr seid zwei Fremde, die sich in einer Bar begegnen. Sofort springt der Funke über, und ihr könnt einfach nicht widerstehen.

»Ich hab sie **kaum erkannt.** Sie hatte eine andere Frisur und trug dieses scharfe Kleid. Ich konnte **mein Glück kaum fassen.**«

Fremder

- »Ich liebe es wieder, wie früher **mit ihr zu flirten.** Dieses **Jagen und Erobern** bringt mich **in Fahrt.**«

- »Der Sex danach ist **atemberaubend,** und es **geht ab wie nie zuvor.** Sie macht einen auf **Dominanz.**«

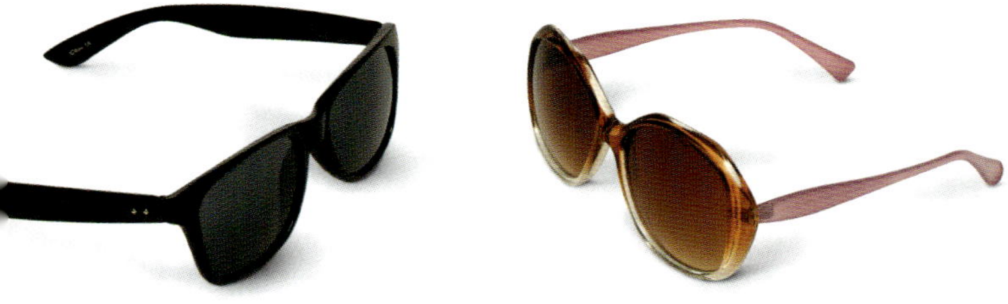

Hoch

Bei Sex mit verbundenen Augen sind die anderen Sinne umso mehr geschärft. Warum also nicht einen Schritt weiter gehen und auch das Gehör ausschalten?

Verbinde ihm die **Augen** und setz ihm einen Kopfhörer mit **heißen Rhythmen** auf. Nun lehnt er sich in **spannungsvoller** Erwartung zurück, und du hältst ihn mit **Küssen, Lecken, Knabbern** bei der Stange.

spannung

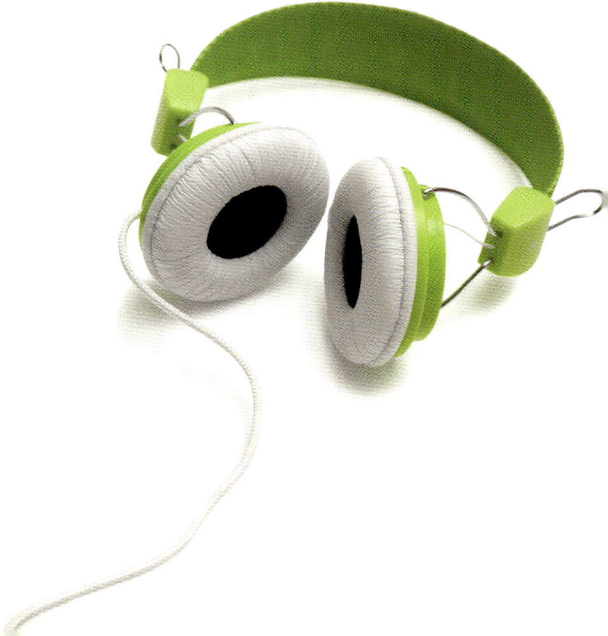

Aus-geliefert

Handschellen signalisieren deutlich, nun geht's zur Sache. Der Kick für uns besteht in der eindeutigen Dominanz. Denn ans Bett, Stuhl oder Tisch gekettet, bleibt gar keine andere Wahl, als sich zu unterwerfen.

- **Fessle** ihn an den Hand- und Fußgelenken. Oder binde ihn **mit ausgebreiteten Armen und Beinen** an den Bettpfosten fest – so kannst du alle **Preziosen** gut erreichen.

- **Reize ihn bis aufs Blut** mit der **Zunge,** mit **Küssen, Beißen, Saugen** und **Kitzeln.** Zu deinem eigenen Vergnügen darfst du ihn auch gerne **besteigen.**

Verpackt

Steck ihm eine Rolle Bondage-Tape zu und bitte ihn, dich zu verpacken. (Bondage-Tape ist wie Klebeband, klebt aber nicht auf der Haut, sodass es nicht wehtut!)

✱ Indem er das Band um deinen **Körper** wickelt, kreiert er eine Art Kleid, **eng und sexy,** wobei **strategisch wichtige Stellen** möglichst freibleiben, damit er dich **küssen** und **berühren** kann. Falls gerade kein Bondage-Tape da ist, geht auch **Frischhaltefolie.**

✱ Mit Bondage-Tape kannst du ihn auch **ans Bett** oder **seine Handgelenke auf dem Rücken** fesseln. Dann ist er dir **völlig ausgeliefert.**

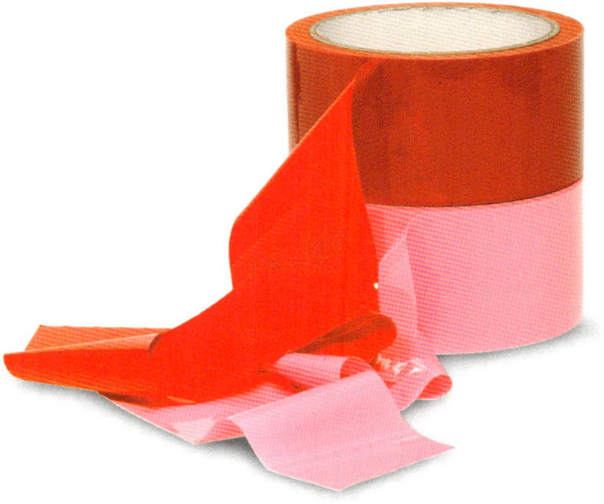

Zu dritt

Dreier, wir geben es zu, stehen ebenfalls auf unserer Wunschliste heißer Fantasien. Wollt ihr uns also völlig in den Wahnsinn treiben, dann ladet eine heiße Gespielin mit ins Bett ein.

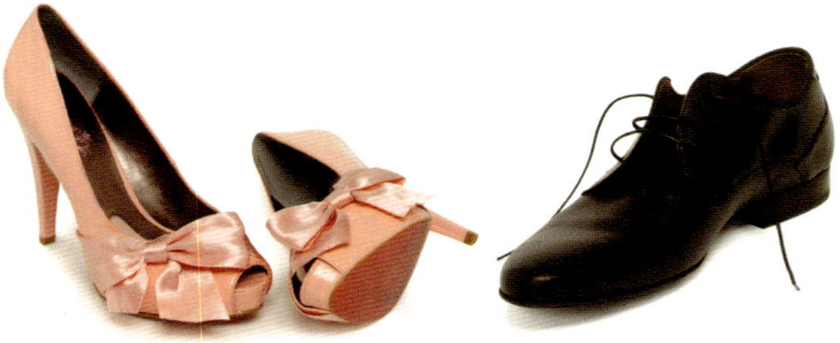

im Bett

✱ »Wir haben stundenlang **zu dritt rumgemacht** … es war die **denkwürdigste Nacht meines Lebens.**«

✱ »**Sie** hatten mir die Augen verbunden. Nach jeder **Zärtlichkeit** fragten sie: ›**Und? Wer war's?**‹«

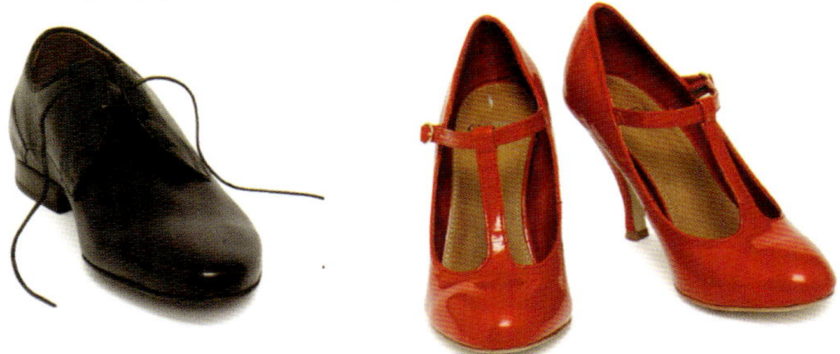

Ein Hauch

Leder – allein wie es sich anfühlt und riecht – gilt als als ultrasexy.

- Für den Anfang genügt ein **Nietengürtel** aus Leder. Daran kann er sich, wenn es **heiß hergeht, festhalten.**

- **Mutige** erscheinen in **Ledercorsage** oder mit **Hundehalsband** im Bett.

Leder

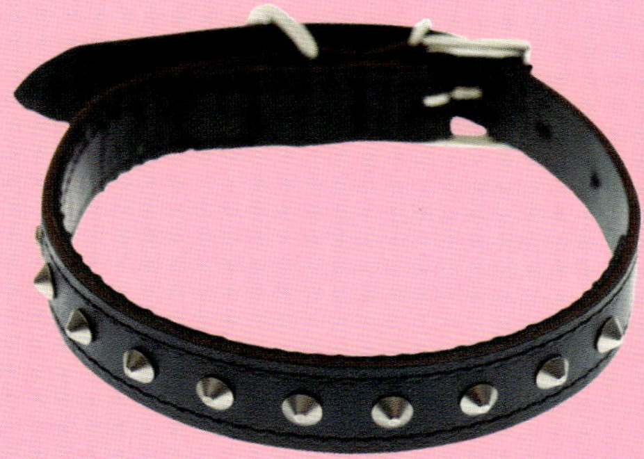

Goldene SM-Regel:

Stopp

Einigt euch vor **Fessel-** oder **SM-Spielchen** auf ein **Ausstiegswort.** Ideal ist etwas **Abwegiges** wie etwa **»Lollypop«**. Ausdrücke wie **»Nein«, »Bitte nicht«, »Stopp«** oder **»Hör' auf«** können **im Eifer des Gefechts** viel zu leicht missinterpretiert werden …

tut's nicht!

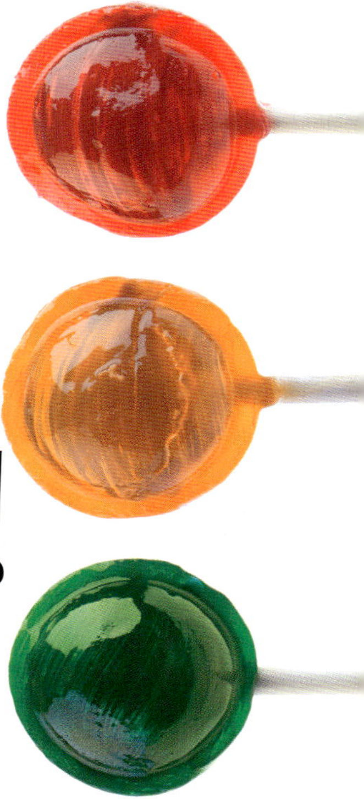

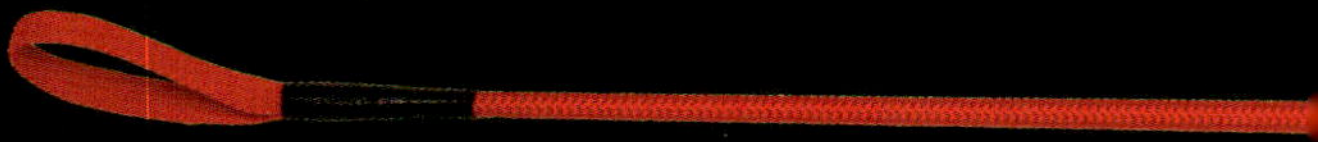

Unter-werfung

Mach ihm die Freude und biete dich für einen Abend als Sexsklavin an. Du erfüllst ihm (fast) alle Wünsche, und er wird sich bestimmt revanchieren.

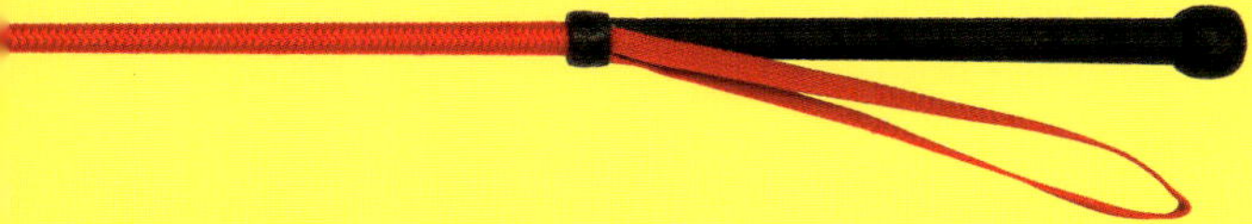

✱ Wirf dich dem Anlass entsprechend **in Schale.** Eine erotische **Augenmaske** etwa schafft eine **geheimnisvoll** verführerische Atmosphäre und erleichtert das **Rollenspiel.**

✱ Suchst du die **totale Unterwerfung,** dann kriech **auf allen Vieren** verführerisch auf ihn zu, sprich ihn mit **»Herr«** an und sieh, **was passiert ...**

Ab

Steht eine längere Trennung ins Haus? Schick ihn mit einem sexy Video von euch beiden auf Reisen, das du ihm unbemerkt in den Koffer gelegt hast.

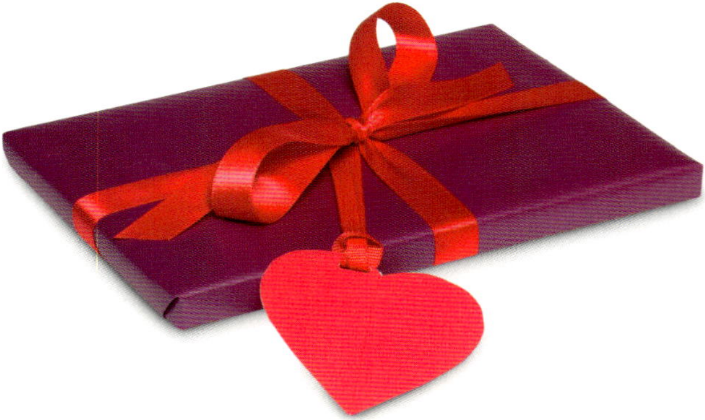

schieds-geschenk

✱ Mach die Aufnahmen **ohne sein Wissen** und stelle eine atemberaubende Folge der **heißesten Szenen** zusammen – für ihn später ein **explosiver** Anblick.

✱ Oder du machst es wie früher: Pack ein **sexy Foto** von dir in den Koffer – als **erotisches Betthupferl.**

Party-abend

Ihr müsst nicht auf Gruppensex und Partnertausch stehen, um eine Sexparty zu geben. Auch zu zweit allein, in frivoler Stimmung und mit ein paar anregenden Häppchen, kann es heiß hergehen.

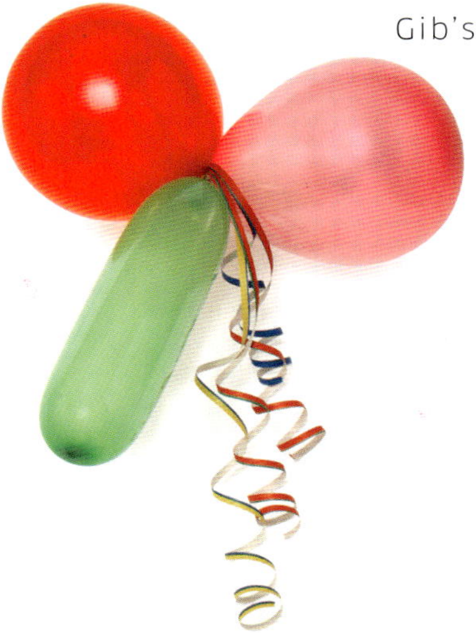

»Einmal im Monat lassen wir's krachen: **Sextoys, Videos, heiße Klamotten, Cocktails** und **Massageöl.**«

»Meist gehen wir sehr **zart und liebevoll** miteinander um, doch manchmal erlauben wir uns **alles, was gefällt**.«

Nach

Die zweitbeste Sache nach tollem Sex ist es, wirklich tollen Sex **im Kopf noch einmal durchzuspielen.** Tatsächlich denken Jungs manchmal an nichts anderes. Die **Erinnerung an guten Sex** wird anhalten, bis wir alt und grau sind. Oder bis zur nächsten heißen Nummer.

glühen

Ich hatte mal irre tollen **Cybersex.** Meine Freundin rief mich per Skype an und **strippte.** Als sie fast nackt war, kam **ihre beste Freundin** rein und küsste sie. Wahnsinn!

Meine Süße überraschte mich mit 'nem **Quickie vorm Ausgehen.** Ich grinste den ganzen Abend.

Ich erzählte meiner Freundin von meinen Fantasien über **Sex am Strand.** Wenig später stellte sie ein kleines Zelt in den Sand und **zog mich hinein.** Sie drückte mich auf den Rücken, sagte »schhh« und bestieg mich.

Mein frivolstes Geschenk überhaupt war ein **Sexstuhl.** Der hat breite Elastikbänder, sodass sie darauf sitzen kann, während ich sie von unten penetriere. **Schwereloser Sex ist das Höchste.**

Meine Freundin weiß, dass ich ein Faible für aufreizende **Schwesterntracht** habe. Also veranstaltete sie eine Party mit entsprechendem Dresscode. **Ich war hin und weg.**

Meine Liebste bat mich mal, sie zu **filmen,** während ich **angezogen** bleiben und mich nur auf die Kamera konzentrieren sollte. Sie gab die **heißeste Vorstellung meines Lebens.** Danach trieben wir es auf dem Teppich und kamen beide unglaublich schnell!

Im Urlaub besuchte ich mit meiner Freundin mal eine **Liveshow.** Wir fanden es zwar beide ziemlich mies, doch im Hotel hatten wir dann den **großartigsten Sex.**

Mein Schatz buchte ein Hotelzimmer mit Privatsauna. Völlig **nackt massierte** sie mich, bis wir beide **heiß und nass** waren vor **Erregung, Schweiß und Öl.** Dann glitt sie auf mich und wiegte sich in den Orgasmus.

Meine Süße **fesselte** mir die **Hände,** legte ein Erotikvideo ein und ließ mich doch tatsächlich **allein** zurück. Zum Glück kam sie bald wieder und **beendete, was sie begonnen hatte.**

Beim Abendessen krabbelte meine Freundin unvermittelt **unter den Tisch** und überraschte mich mit einem **Blowjob der Extraklasse,** während ich einfach weiteraß.

Bildnachweis

Dorling Kindersley dankt folgenden Personen, Institutionen und Bildagenturen für die freundliche Erlaubnis, folgende Bilder zu reproduzieren:

Schlüssel: o=oben; u=unten; a=außen; M=Mitte; l=links; r=rechts; o=oben

1 Fotolia: Okea (ur). 2 Getty Images: Rosemary Calvert (M). 5Fotolia: Kramografie (ur). 12-13 Corbis: Ocean. 16 Dreamstime.com: Kadrof (Ml). 18-19 Corbis: Ocean. 21 Getty Images: Rosemary Calvert (ul). 23 Fotolia: FocalPoint (uM). 24 Corbis: Ocean (ul). 30 Getty Images: artpartner-images (ur). 32 Corbis: Image Source (Mlu). 36-37iStockphoto.com: EasyBuy4u. 41 Corbis: Glowimages (Mu). 42 Corbis: Timothy Hogan (M). 46 Corbis: Jack Miskell Photography (M). 49 Corbis: Imagemore Co. (Mru). 50 Fotolia: Anna Omelchenko (ul). 52 Fotolia: Vankad (uM). 54 Getty Images: Davies and Starr (Mu). 56 Getty Images: Brand X Pictures (uM). 66 Fotolia: Michael Brown (Mlu). 68 Getty Images: moodboard (ul). 74 Getty Images: Burazin (M). 77 Fotolia: Elnur (ar). 84 Getty Images: Image Source (uM). 87 Getty Images: Stockbyte (ur). 90-91 Getty Images: Ichiro. 93 Getty Images: Alex Cao (uM). 94 Getty Images: Tony Cordoza (Mu). 97 Getty Images: Image Source (Mu). 104 Corbis: Image Source (ur). 113 Corbis: Image Source (ur). 114 Getty Images: Caspar Benson (ul). 119 Getty Images: Annabelle Breakey (ar). 126 Corbis: Heide Benser (Ml). 129 Fotolia: Rafa Irusta (M). 130 Getty Images: Rosemary Calvert (ul). 132 Getty Images: Thinkstock Images (M). 135 Fotolia: blueee (Mru). 137 Corbis: I Love Images (Mu). Getty Images: Grant Hamilton (uM). 139 Fotolia: andrej_sv (uM). 143 Alamy Images: Martin Lee (uM). 144 Fotolia: karandaev (uM). 146 Corbis: Ocean (ul). 149 Getty Images: Davies and Starr (M). 153 Fotolia: Skazka Grez (Mu). 155 Getty Images: Maciej Toporowicz, NYC (uM). 160-161 Getty Images: Brian Hagiwara. 162 Getty Images: Jose LuisPelaez (Mu). 170 Fotolia: AndersonRise (ul). 176 Getty Images: Studio Box (uM). 179 Corbis: amanaimages (M). 184 Getty Images: Don Farrall (M). 190 Getty Images: Richard Boll (Mu). 196-197 Alamy Images: jayfish. 202 alamy Images: SDBprive (M). 211 Dreamstime.com: Ivonnewierink (Mo). 212 Fotolia: Margrit Hirsch (M). 225 Corbis: Ocean (uM). 227 Getty Images: Robert Kirk (Mu)

Umschlagabbildung vorne: Fotolia: lucielang (M)

Weitere Informationen unter www.dkimages.com